Phillip Alway

Strahlenschutz im OP

Phillip Alway

Strahlenschutz im OP

Dosisreduktion beim Umgang mit dem C-Bogen während einer Spondylodese

Lehrbuchverlag

Imprint

Cover image: www.ingimage.com

Publisher:
Der Lehrbuchverlag
is a trademark of
Dodo Books Indian Ocean Ltd. and OmniScriptum S.R.L publishing group

120 High Road, East Finchley, London, N2 9ED, United Kingdom
Str. Armeneasca 28/1, office 1, Chisinau MD-2012, Republic of Moldova, Europe
Managing Directors: Ieva Konstantinova, Victoria Ursu
info@omniscriptum.com

Printed at: see last page
ISBN: 978-613-9-75200-3

Vorwort

An dieser Stelle möchte ich mich aufrichtig bei den Personen bedanken, die mich auf dem Weg zur Fertigstellung dieser Bachelorarbeit unterstützt und begleitet haben.

Mein besonderer Dank gilt meiner Betreuerin, Frau Sandra Pichler MSc., für die exzellente Betreuung und ihre stete Unterstützung. Ihre wertvollen Ratschläge, ihr konstruktives Feedback und ihre Geduld haben maßgeblich zum Gelingen dieser Arbeit beigetragen.

Von ganzem Herzen danke ich meiner Lebensgefährtin, Frau Sabrina Seewald, MSc. Ihre unerschütterliche Unterstützung, ihre Fähigkeit, mich immer wieder zu motivieren und aufzubauen, sowie ihre liebevolle Geduld waren für mich von unschätzbarem Wert. Darüber hinaus hat sie mich in einer besonders herausfordernden Phase bei der statistischen Auswertung fachlich unterstützt, insbesondere bei der Anwendung und Interpretation komplexer Analyseverfahren bei denen ich ohne ihre Hilfe deutlich mehr Schwierigkeiten gehabt hätte. Dafür bin ich ihr unendlich dankbar.

Kurzfassung

Ziel der Arbeit: In dieser Bachelorarbeit wird untersucht, wie sich die Strahlenexposition für das OP-Personal im Rahmen von Spondylodesen reduzieren lässt, wenn ein mobiler C-Bogen zur Durchleuchtung eingesetzt wird. Ausgangspunkt ist die steigende Zahl an minimalinvasiven Eingriffen, bei denen die Live-Bildgebung unverzichtbar ist. Gleichzeitig birgt die Anwendung ionisierender Strahlung ein erhöhtes gesundheitliches Risiko für Operateure*innen und OP-Personal. Hauptziel ist es, praxisnahe Handlungsempfehlungen zu formulieren, die sich unmittelbar in den klinischen Alltag integrieren lassen.

Methode: Durch eine Literaturrecherche in Verbindung mit einer Versuchsreihe (384 Messungen) in der Simulation verschiedener Positionen des C-Bogens und des Personals soll gezeigt werden, wie sowohl die räumliche Anordnung (Strahlengang des C-Bogens und Position des Personals) als auch spezielle Schutzmaßnahmen (Kollimatoren) die Dosiswerte beeinflussen.

Ergebnisse: Die statistische Auswertung identifizierte signifikante Unterschiede zwischen den verschiedenen Projektionen (anterior-posterior vs. lateral), Personalanordnungen und der Kollimatoren Einstellung (offen vs. geschlossen). Die Höhe an den verschieden Positionen hatte dabei keinen signifikanten Einfluss. Zudem wurde eine signifikante Interaktion zwischen dem Strahlengang und den Kollimatoren detektiert.

Diskussion: Die Ergebnisse zeigen, dass die Strahlenexposition des OP-Personals maßgeblich durch die Wahl der Projektionsrichtung, die Nutzung der Kollimatoren und die Position im Raum beeinflusst wird. Besonders C-Bogen-Projektionen im horizontalen Strahlengang führten zu deutlich höheren Dosen als Projektionen im vertikalen Strahlengang, was den bekannten physikalischen Grundlagen der Streustrahlung entspricht. Dabei ist zu berücksichtigen, dass sich die in dieser Arbeit herangezogene Literatur ausschließlich auf Eingriffe in Rücken- oder Bauchlage bezieht, der horizontale Strahlengang entspricht somit einer lateralen Projektion. Bei Seitenlagerung des*der Patient*in hingegen wäre eine höhere Exposition im vertikalen Strahlengang zu erwarten. Geschlossene Kollimatoren reduzierten die Exposition signifikant um rund 25 %, wobei dieser Effekt im lateralen Strahlengang noch ausgeprägter war. Die Positionierung des Personals zeigte ebenfalls relevante Unterschiede, insbesondere an den typischen Standorten von Chirurgen*innen. Höhenunterschiede hatten keinen signifikanten Einfluss, obwohl lokal erhöhte Dosen auftreten können. Die Ergebnisse bestätigen bestehende Literatur und verdeutlichen, dass eine bewusste Kombination aus optimaler Positionierung, enger Kollimation und minimaler Durchleuchtungszeit entscheidend für die Dosisreduktion ist. Diese Erkenntnisse liefern konkrete, evidenzbasierte Empfehlungen für den klinischen Alltag im Sinne des ALARA-Prinzips.

Abstract

Aim: This bachelor's thesis investigates how radiation exposure for operating room (OR) personnel in the context of spinal fusion surgeries (spondylodeses) can be reduced through optimized use of a mobile C-arm for fluoroscopic imaging. The increasing number of minimally invasive procedures requires real-time image guidance, while the use of ionizing radiation poses notable health risks for surgeons and OR staff. The main objective is to derive practical, evidence-based recommendations that can be directly implemented into clinical practice.

Methods: A combination of literature review and an experimental series (384 measurements) was used to simulate various C-arm and staff positions. The aim was to determine how spatial arrangement, specifically the projection direction of the C-arm and the positioning of operating personnel as well as collimators influence radiation dose levels.

Results: Statistical analysis revealed significant differences between projection types (anteroposterior (a/p) vs. lateral), staff positioning, and collimator settings (open vs. closed). Measurement height had no significant influence. A significant interaction between projection direction and collimator configuration was also identified.

Discussion: The results demonstrate that radiation exposure for OR personnel is significantly influenced by the projection direction, the use of collimators, and spatial positioning. Lateral projections in the horizontal beam direction resulted in notably higher dose values compared to vertical (a/p) projections, which aligns with known scatter radiation principles. It should be noted that the literature analysed in this thesis exclusively refers to procedures performed in prone position, meaning that the horizontal beam corresponds to a lateral projection. If the patient would be positioned laterally, the dose distribution might be reversed. The use of closed collimators reduced dose exposure by approximately 25 %, with an even greater relative effect observed during lateral imaging. Staff positioning also had a considerable impact, especially in locations close to the surgical site. In contrast, height had no statistically significant effect, although localized organ-specific exposure may still occur. These findings confirm existing literature and underline the importance of combining strategic positioning, tight collimation, and reduced fluoroscopy time to effectively minimize occupational radiation dose. The derived recommendations offer practical, evidence-based guidance for everyday clinical practice in line with the ALARA principle.

Abkürzungsverzeichnis

a/p	anterior-posterior
ALARA	As Low As Reasonably Achievable
AllgStrSchV 2020	Allgemeine Strahlenschutzverordnung 2020
ALM	Allgemeines lineares Modell
CAS	computer-assistierten Chirurgie
C-Bogens	Mobiles Röntgengerät zur intraoperativen Bildgebung
CT	Computertomographie
DFP	Dosisflächenprodukt
h	Stunde
H_0	Nullhypothese
H_1	Alternative Hypothese
HU	Hounsfield-Einheiten
KI	Konfidenzintervall
kV	Kilovolt (Einheit der elektrischen Spannung)
keV	Kiloelektronenvolt (Energie der Photonen)
mA	Milliampere
mAs	Milliampere-Sekunden (Einheit der Strahlenbelastung)
min	Minute
mm	Millimeter
mSv	Millisievert (Einheit der Strahlendosis)
MeV	Megaelektronenvolt
O-Arm	Intraoperatives Computertomographie Gerät
OP	Operationssaal/Operation
OPIC	Operationssaal-Innovation Center
Pb	Bleigleichwert
PLIF	posterior lumbar interbody fusion - Dorsale lumbale Zwischenkörperspondylodese
ROI	Region von Interesse
RT	Radiologietechnologen*innen
SD	Schilddrüse
SPSS	Statistical Package for the Social Sciences (Statistiksoftware)
TLIF	transforminal lumbar interbody fusion - Transforaminale lumbale Zwischenwirbelkörperfusion
µGy	Mikrogray

Schlüsselbegriffe

Deutsch	Englisch
C-Bogen Fluoroskopie	C-arm fluoroscopy
Intraoperative Bildgebung	Intraoperative imaging
Spondylodese	Spinal fusion
Strahlenexposition des medizinischen Personals	Radiation exposure of medical personnel
Wirbelsäulenchirurgie	Spinal surgery
Dosisreduktion	Dose reduction
Streustrahlung	Scatter radiation

Inhaltsverzeichnis

1. EINLEITUNG

Die Verwendung eines mobilen C-Bogens im OP-Saal (Operationssaal) ist aus der modernen Chirurgie nicht mehr wegzudenken. Diese Art der intraoperativen Bildgebung ist insbesondere bei minimalinvasiven oder komplexen Eingriffen, wie auch Spondylodesen an der Wirbelsäule, unverzichtbar. Operateur*innen sind bei solchen Operationen auf diese Verfahren angewiesen, um Implantate und Schrauben millimetergenau zu positionieren und den Eingriff in Echtzeit überwachen zu können. Die Arbeit mit der ionisierenden Strahlung des C-Bogens birgt jedoch auch immer eine Gefährdung für das gesamte OP-Personal (Böckler, 2020; Schütz et al., 2016). Denn eine wiederholte Strahlenexposition kann das stochastische Risiko für strahleninduzierte Schäden, wie etwa das Auftreten maligner Erkrankungen erhöhen (Jenkins et al., 2021; Robatjazi et al., 2022).

Besonders die Streustrahlung, die beim Durchdringen des*der Patienten*in entsteht, kann für Ärzt*innen und OP-Personal zu einer ernstzunehmenden Strahlenbelastung führen (Krieger, 2023). Projektionen im horizontalen Strahlengang (laterale Aufnahmen) verursachen außerdem häufig höhere Streustrahlung als vertikale (anterior-posterior (a/p)) Aufnahmen (Dessai et al., 2024; Lee et al., 2012) und sind damit mit einem zusätzlichen Risiko für das OP-Personal verbunden (Jenkins et al., 2021; Robatjazi et al., 2022). Dabei ist jedoch zu beachten, dass der horizontale Strahlengang nicht per se einer lateralen Projektion entspricht. Diese Gleichsetzung trifft nur dann zu, wenn, wie in den hier herangezogenen Studien, in Rücken- oder Bauchlage operiert wird. Bei Seitenlagerung würde hingegen der vertikale Strahlengang der lateralen Projektion entsprechen.

In Studien zeigt sich außerdem, dass Schutzausrüstung und Kleidung in der Praxis nicht immer konsequent getragen werden. So berichteten etwa Rowantree und Currie (2024), dass nur etwas 47% der befragten chirurgischen Orthopäd*innen regelmäßig einen Schilddrüsenschutz tragen. Auch diese Tatsache kann zu einer erhöhten Strahlenbelastung für das OP-Personal beitragen (Rowantree & Currie, 2024).

Da Chirurg*innen im Verlauf einer Operation nicht durchgehend an einer einzigen Stelle verweilen, sondern sich je nach Bedarf bewegen, kann die erhaltenen Strahlendosis außerdem sehr variabel sein (Krieger, 2023; Schütz et al., 2016). Neben den bekannten Strahlenschutz-Prinzipien Abschirmung, Abstand und der Expositionsdauer, spielt somit auch die räumliche Anordnung im OP eine wichtige Rolle (Krieger, 2023).

Im vorliegenden Kontext steht daher die Frage im Mittelpunkt, wie die Strahlenexposition für das OP-Personal weiter reduziert werden kann. Für diese Arbeit wurde der Fokus auf Spondylodesen gelegt, da diese mit potenziell hohen Durchleuchtungszeiten einhergehen und somit besonders relevant sind (Jenkins et al., 2021).

Ziel dieser Arbeit ist es mittels narrativer Literaturrecherche und systematisch durchgeführter Untersuchungen im Laborsetting konkrete Daten zu liefern und daraus Empfehlungen für eine Optimierung von Strahlenschutzmaßnahmen abzuleiten. Dabei wird untersucht, welche Rolle die Positionierung des Personals, die Projektionsrichtung des C-Bogens (a/p vs. lateral), sowie die Nutzung von Bleiblenden (offen vs. kollimiert) auf verschiedenen Höhen spielt. Zu diesem Zweck wurden verschiede Messungen an einem

Phantom am Operationssaal-Innovation Center (OPIC) der FH Campus Wien durchgeführt.

Ausgehend von dieser Problemstellung ergeben sich folgende Forschungsfragen:

1. Wie beeinflussen die Position des OP-Personals, die Projektionsrichtung des C-Bogens (a/p vs. lateral) und die Einstellung der Bleiblenden (offen vs. kollimiert) die Strahlenexposition in verschiedenen Körperregionen (Gonaden, Brust, Schilddrüse (SD), Augenlinse) während einer simulierten Spondylodese?
2. Welche konkreten Maßnahmen bezüglich Positionierung und Blendennutzung sind am effektivsten zur Reduktion der Strahlenbelastung des OP-Personals?

Zur Beantwortung der ersten Frage werden folgende Hypothesen aufgestellt und mittels der in Abschnitt 4.5 beschriebenen statistischen Tests geprüft:

H_1 (Alternative Hypothese): Die Position des OP-Personals beeinflusst die mittlere Strahlenexposition signifikant in verschiedenen Organbereichen (Augenlinse, Schilddrüse, Brust, Gonaden).

- H_0 (Nullhypothese): Es gibt keinen signifikanten Unterschied in der mittleren Strahlenexposition zwischen den Positionen des OP-Personals.
- Test: Einfaktorielle ANOVA oder Kruskal-Wallis-Test (bei nicht erfüllten Voraussetzungen).

H_1: Die C-Bogen-Position (a/p vs. lateral) hat einen signifikanten Einfluss auf die mittlere Strahlenexposition des OP-Personals.

- H_0: Die C-Bogen-Position hat keinen signifikanten Einfluss auf die mittlere Strahlenexposition des OP-Personals.
- Test: Gepaarter T-Test oder Wilcoxon-Vorzeichen-Rang-Test (bei nicht-normalverteilten Daten).

H_1: Die Einstellung der Kollimatoren (offen vs. geschlossen) hat einen signifikanten Einfluss auf die mittlere Strahlenexposition des OP-Personals.

- H_0: Die Einstellung der Kollimatoren (offen vs. geschlossen) hat keinen signifikanten Einfluss auf die mittlere Strahlenexposition des OP-Personals.
- Test: Gepaarter T-Test oder Wilcoxon-Vorzeichen-Rang-Test (bei nicht-normalverteilten Daten).

H_1: Die Höhe/Körperregion beeinflusst die mittlere Strahlenexposition signifikant.

- H_0: Es gibt keinen signifikanten Unterschied in der mittleren Strahlenexposition zwischen den Höhen/Körperregionen.
- Test: Einfaktorielle ANOVA oder Kruskal-Wallis-Test (bei nicht erfüllten Voraussetzungen).

Die zweite Forschungsfrage soll in der Diskussion in Kapitel 6 genauer beleuchtet werden. Die nächsten Absätze beschreiben den Aufbau dieser Arbeit genauer.

Mit dieser Arbeit sollen die Strahlenexposition des OP-Personals bei Wirbelsäulenchirurgie (Spondylodese) durch den gezielten Einsatz eines mobilen C-Bogens analysiert und mögliche Optimierungsstrategien aufgezeigt werden. Ausgehend von dieser Zielsetzung wird im nächsten Schritt der Aufbau der Arbeit näher erläutert.

Dazu wird anschließend an dieses erste einleitende Kapitel ein Überblick über die theoretischen Grundlagen geschaffen (Kapitel 2). Dabei werden der physikalische Hintergrund von ionisierender Strahlung, der C-Bogen, insbesondere in der Wirbelsäulenchirurgie, und wichtige Strahlenschutzprinzipien und -Maßnahmen genauer beleuchtet.

Dieser Hintergrund bildet eine wichtige Grundlage für den Forschungsstand, der im darauffolgenden Kapitel zusammengefasst wird. Dieser Abschnitt fokussiert sich auf den Einfluss der C-Bogen-Positionierung und der Position des OP-Personals auf die Strahlenexposition in der Literatur. Hier werden zudem methodische Ansätze der betrachteten Studien genauer betrachtet. Die Forschungslücke, die sich aus diesen Beobachtungen ergeben hat, wird ebenfalls in diesem Abschnitt genauer erläutert und dadurch die Relevanz dieser Arbeit noch einmal im Detail beleuchtet.

Aufbauend auf die gewonnenen Erkenntnisse aus Kapitel 3 wurden eigene Messungen im OPIC der FH Campus Wien durchgeführt. Die genaue Methodik mit dem entsprechenden Studiendesign, Versuchsaufbau und Messverfahren wird in Kapitel 4 genauer erörtert.

Die erhobenen Ergebnisse werden in Kapitel 5 beschrieben und letztendlich in Kapitel 6 kritisch reflektiert, ebenso werden Limitationen benannt und praxisnahe Handlungsempfehlungen abgeleitet. Hierfür werden die Ergebnisse auch mit Erkenntnissen aus dem aktuellen Forschungsstand (aus Kapitel 3) verglichen, um sie besser einordnen zu können.

Abschließend werden die zentralen Erkenntnisse zusammengefasst und Perspektiven für weitere Forschungen aufgezeigt.

2. THEORETISCHER HINTERGRUND

In diesem Kapitel werden die wissenschaftlichen und technischen Grundlagen dargestellt, die für das Verständnis der Strahlenexposition im OP bei der Anwendung des C-Bogens während spinaler Eingriffe relevant sind. Zunächst wird in Abschnitt 2.1 die physikalische Grundlage ionisierender Strahlung erklärt, mit besonderem Fokus auf Streustrahlung als Hauptursache der Exposition für das OP-Personal. Anschließend folgt in Abschnitt 2.2 eine technische Beschreibung des C-Bogens, seiner Funktionsweise und seiner Einsatzmöglichkeiten. Abschnitt 2.3 beleuchtet die spezifische Rolle des C-Bogens in der Wirbelsäulenchirurgie, insbesondere im Rahmen von Spondylodesen. In Abschnitt 2.4 werden zentrale Aspekte des Strahlenschutzes behandelt, sowohl die rechtlichen Grundlagen als auch praktische Schutzmaßnahmen, die in der klinischen Routine zur Anwendung kommen. Abschließend wird im Hinblick auf das Ziel dieser Arbeit der Einfluss räumlicher Faktoren auf die Dosisexposition diskutiert, insbesondere die Bedeutung der Positionierung von Personal und C-Bogen.

2.1 Physikalischer Hintergrund

Ionisierende Strahlung ist Strahlung, die über ausreichend Energie verfügt, um Elektronen aus Atomen oder Molekülen zu entfernen und dadurch Ionisation zu verursachen. Sie kann in direkt ionisierende und indirekt ionisierende Strahlung unterteilt werden (Krieger, 2023).

Direkt ionisierende Strahlung besteht aus geladenen Teilchen mit ausreichender kinetischer Energie, wie Alpha-Strahlung (Alpha-Teilchen) und Betastrahlung (Elektronen und Positronen). Diese Teilchen treten aufgrund ihrer Ladung direkt in Wechselwirkung mit Elektronen der durchdrungenen Materie und können diese Elektronen aus der Atomhülle herauslösen. Zur indirekt ionisierenden Strahlung zählen ungeladene Teilchen, wie Photonen (die Quanten elektromagnetischer Strahlung wie Röntgen- und Gammastrahlung) und Neutronen. Sie ionisieren die Materie nicht direkt, sondern geben ihre Energie an geladene Teilchen ab, welche dann die eigentliche Ionisation verursachen (Schröder, Schröder, et al., 2015).

Bei Photonen erfolgt diese indirekte Ionisation durch unterschiedliche Mechanismen, darunter der Photoeffekt, der Compton-Effekt und die Paarbildung. Für die Photonenstrahlung, wie sie von C-Bögen im OP verwendet wird, sind im relevanten diagnostischen Energiebereich von 50-120 keV (Kiloelektronenvolt) vor allem die ersten beiden von Bedeutung. Beim Photoeffekt überträgt das Photon seine gesamte Energie auf ein gebundenes Elektron, wird dabei absorbiert und löst dieses Elektron dadurch aus dem Atomverbund heraus. Dieser Effekt ist wesentlich für den Bildkontrast. Bei der Compton-Streuung hingegen gibt das Photon nur einen Teil seiner Energie an ein meist äußeres Elektron ab, und wird dabei mit verminderter Energie in eine andere Richtung gestreut. Dieses gestreute Photon stellt die primäre Quelle der Streustrahlung im OP dar, welche den Großteil der Strahlenexposition des Personals verursacht. Die Paarbildung, bei der sich ein Photon im elektromagnetischen Feld eines Atomkerns in ein Elektronen-

Positronen-Paar umwandelt, erfordert sehr hohe Energien von über 1,022 MeV (Megaelektronenvolt) und ist daher für die C-Bogen-Anwendung nicht relevant (Schlegel et al., 2018).

Streustrahlung entsteht durch Wechselwirkungen der Primärstrahlung mit Gewebe oder anderen Materialien. Wie oben beschrieben ist die Entstehung dieser Streustrahlung hauptsächlich auf die Compton-Streuung zurückzuführen. In der Praxis werden unterschiedliche Maßnahmen umgesetzt, um diese unerwünschte Strahlung zu reduzieren (Schröder, Schröder, et al., 2015). Diese werden in Abschnitt 2.4.2 genauer beschrieben.

Für die Intensität dieser Strahlung für das Personal ist jedoch nicht nur ihre Entstehung, sondern auch ihre Ausbreitung im Raum relevant. Ein entscheidender Faktor, der die Intensität der Röntgen- und Streustrahlung und somit die Strahlendosis beeinflusst, ist der Abstand zur Strahlenquelle. Die Intensität der Strahlung nimmt mit zunehmender Entfernung von der Strahlenquelle ab.

Dieses grundlegende physikalische Prinzip wird durch das Abstandsquadratgesetz beschrieben:

$$I(r) = \frac{a}{r^2}$$

(Krieger, 2023)

Die Strahlenintensität I nimmt mit dem Quadrat des Abstands r ab.

Dieses physikalische Gesetz gilt für punktförmige Strahlenquellen, deren Strahlung sich gleichmäßig in alle Richtungen ausbreitet, wie z.B. Licht, Schall und ionisierende Strahlung. Darum muss das Abstandsquadratgesetz bei der Berechnung der Dosisverteilung in der medizinischen Physik stets berücksichtigt werden. Wenn es sich um unregelmäßige oder ausgedehnte Strahlenquellen handelt, müssen bei der Berechnung Anpassungen vorgenommen werden (Krieger, 2023; Schlegel et al., 2018).

Ionisierende Strahlung entsteht, wie bereits erwähnt beispielsweise bei der Nutzung des C- Bogens (Schröder, Schröder, et al., 2015), aus diesem Grund soll dessen Funktionsweise im folgenden Abschnitt genauer erläutert werden.

2.2 Basiswissen C-Bogen

Der C-Bogen ist ein mobiles Röntgengerät das primär zur intraoperativen Echtzeit-Bildgebung zum Einsatz kommt. Seinen Namen verdankt er der markanten Form, die an ein „C" erinnert (Abbildung 1). An dessen Enden sind die Röntgenröhre und gegenüberliegend der Flachdetektor befestigt. Zwischen Flachdetektor und Röntgenröhre ist in einigen Fällen ein optionales Streustrahlenraster angebracht, dieses dient dazu, die unerwünschte Streustrahlung zu absorbieren, die ansonsten die Bildqualität negativ beeinträchtigen würde. Die Anordnung der beiden Komponenten auf diese Weise ermöglicht zahlreiche Projektionen aus verschiedenen Richtungen, ohne die Position des*der Patient*in nennenswert verändern zu müssen (Schlegel et al., 2018).

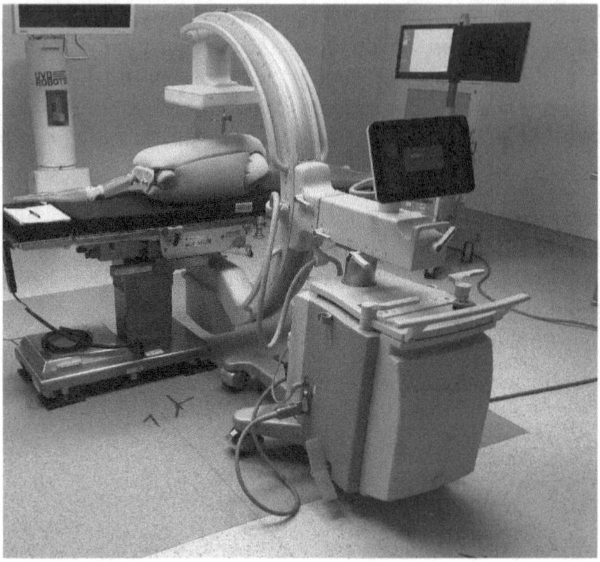

Abbildung 1: C-Bogen (eigene Aufnahme)

Bei der Erzeugung von Röntgenstrahlung wird zwischen der Anode (+ Pol) und Kathode (- Pol) eine Spannung angelegt, die Höhe dieser Röhrenspannung wird in Kilovolt gemessen und ist verantwortlich für die Penetrationsfähigkeit der erzeugten Röntgenstrahlung. Des Weiteren beeinflusst sie auch maßgeblich den Bildkontrast und die erhaltene Dosis. Der Röhrenstrom wird in Milliampere (mA) angegeben und beschreibt wie viel Strom während einer Aufnahme durch die Röntgenröhre fließt. Somit wird quantifiziert wie viele Elektronen sich pro Sekunde von der Kathode zur Anode bewegen. Um die Gesamtmenge der erzeugten Röntgenstrahlung zu bestimmen, muss der Röhrenstrom mit der Belichtungszeit multipliziert werden, das Resultat ist das Strom-Zeit-Produkt und wird in Milliampere-Sekunden (mAs) angegeben, welches ein direktes Maß für die Strahlenquantität darstellt. Außerdem werden auch Bildhelligkeit, Bildrauschen und die Dosisleistung direkt beeinflusst (Krieger, 2023; Schlegel et al., 2018). Direkt an der Röntgenröhre befindet sich das Strahlenaustrittsfenster und justierbare Kollimatoren (Bleiblenden) mit denen die Größe des Strahlenfeldes angepasst werden kann (Schütz et al., 2016).

2.3 C-Bogen in der Wirbelsäulenchirurgie

In der modernen Wirbelsäulenchirurgie, insbesondre bei Spondylodesen, ist der C-Bogen mittlerweile unverzichtbar, da er eine präzise intraoperative Bildgebung ermöglicht. Die

Hauptaufgabe des C-Bogens besteht dabei darin in Echtzeit hochauflösende Röntgenbilder zu liefern. Dies erleichtert die exakte Platzierung von Pedikelschrauben und anderen Implantaten an der Wirbelsäule. Das Navigieren unter Durchleuchtung leistet einen wichtigen Beitrag, um Fehlplatzierungen zu vermeiden und die operative Sicherheit zu gewährleisten (Heydar et al., 2024).

Ein zentrales Anwendungsgebiet des C-Bogens ist die Navigation bei minimalinvasiven Wirbelsäulenoperationen, wie z.B. TLIF (transforminal lumbar interbody fusion - Transforaminale lumbale Zwischenwirbelkörperfusion) und PLIF (posterior lumbar interbody fusion - Dorsale lumbale Zwischenkörperspondylodese). Bei diesen Eingriffen werden Implantate durch den*die Operateur*in millimetergenau unter Fluoroskopie eingesetzt, um eine bestmögliche Positionierung zu ermöglichen und Gewebeschäden zu vermeiden. Somit wird eine möglichst schnelle postoperative Genesung gewährleistet (Jerosch, 2019).

Der O-Arm weist in der intraoperativen Bildgebung im Vergleich zum C-Bogen zwar eine höhere Bildgenauigkeit, aber auch höhere Strahlendosen auf. Aus diesem Grund und auch wegen dessen flexiblerer Handhabung, bleibt der C-Bogen meist das Standardgerät und Mittel der Wahl (Dessai et al., 2024).

2.4 Strahlenschutz

Angesichts der zentralen Rolle des C-Bogens bei operativen Eingriffen, ist es essenziell Strahlenschutz zu beachten, um die erhaltene Dosis aller Beteiligten, insbesondere des OP-Personals, so gering wie möglich zu halten. Zudem muss, bevor bei einer medizinischen Untersuchung bzw. einem Eingriff ionisierende Strahlung angewendet werden darf, ein wichtiges Grundprinzip gegeben sein. Diesem Grundprinzip nach muss der Einsatz ionisierender Strahlung gerechtfertigt sein, was bedeutet, dass der Nutzen dem Schaden grundsätzlich überwiegen muss. Ein weiteres grundlegendes Prinzip des medizinischen Strahlenschutzes, das in der Praxis einen hohen Stellenwert hat, ist die Optimierung des Einsatzes von ionisierender Strahlung, welche dem ALARA-Prinzip („As Low As Reasonably Achievable") folgt. Es fordert, dass die Strahlenexposition unter Berücksichtigung technischer, wirtschaftlicher und sozialer Aspekte so gering wie möglich gehalten wird (Allgemeine Strahlenschutzverordnung, 2020). Im spezifischen Kontext der Wirbelsäulenchirurgie und beim Einsatz von mobilen C-Bögen bedeutet dies vor allem eine Minimierung der Durchleuchtungszeiten, eine möglichst große Distanz zur Strahlenquelle, sowie den gezielten Einsatz von Bleiblenden, um die Strahlenbelastung im Operationssaal effektiv zu reduzieren (Schütz et al., 2016).

2.4.1 Rechtliche Grundlagen

Den rechtlichen Rahmen für den Umgang von ionisierenden Strahlen in der Medizin legt dabei in Österreich die Allgemeine Strahlenschutzverordnung 2020 (AllgStrSchV 2020). In dieser Verordnung werden genaue Dosisgrenzwerte, welche ein weiteres Grundprinzip des

Strahlenschutzes darstellen, geregelt. Darin wird die maximal zulässige, jährliche erhaltene Strahlendosis klar definiert und spezifische Anforderungen an den Strahlenschutz formuliert. So wurde festgelegt das beruflich strahlenexponierte Personen einen Grenzwert von 20 mSv pro Jahr für die effektive Dosis nicht überschreiten dürfen. Ergänzt wird dies durch spezifische Grenzwerte für die Organ- und Augendosis. Im Detail bedeutet dies einen Grenzwert von 100 mSv für die Augenlinse in einem fünfjahreszeitraum, allerdings darf die Dosis in einem einzelnen Kalenderjahr die Grenze von 50 mSv nicht überschreiten. Für die Haut und die Extremitäten wurde über 1 cm^2 gemittelt festgelegt, dass die Dosis für diese Bereiche 500 mSv pro Kalenderjahr nicht überschreiten darf. Somit soll sichergestellt werden das sowohl stochastische (zufallsbedingte) als auch deterministische (direkte, dosisabhängige) Strahlenrisiken minimiert werden, um einen umfassenden Gesundheitsschutz des Personals zu gewährleisten (Allgemeine Strahlenschutzverordnung, 2020).

Ergänzend orientieren sich diese nationalen Bestimmungen an der EU-Richtlinie 2013/59/Euratom, die EU-weit Mindeststandards im Strahlenschutz vorschreibt und von den Mitgliedstaaten jeweils in nationales Recht umgesetzt werden musste (2013/59/Euratom, 2013; Allgemeine Strahlenschutzverordnung, 2020).

2.4.2 Praktische Strahlenschutzmaßnahmen

Ergänzend zu den gesetzlichen Rahmenbedingungen gibt es wichtige Grundregeln im Umgang mit ionisierender Strahlung. Eine wichtige praktische Grundregel im Umgang mit ionisierender Strahlung ist die Zeit, denn die erhaltene Strahlendosis ist direkt proportional zu ihr. Demnach ist die erhaltene Dosis umso geringer, je kürzer man sich im Wirkungsbereich einer Strahlenquelle aufhält. Eine weitere Grundregel stellt die Abschirmung dar. Ionisierende Strahlung mit Energien, wie sie beim diagnostischen Röntgen üblich sind (50-140 keV), lässt sich durch Materialien mit hoher Ordnungszahl und hoher Dichte gut abschirmen (Schröder & Schröder, 2015). Auf das Prinzip der Abschirmung wird im Folgenden noch genauer eingegangen. Die letzte wichtige Grundregel, die in diesem Zusammenhang genannt werden muss, ist der Abstand. Wie in Kapitel 2.1 beschrieben, nimmt die Strahlenintensität mit dem Quadrat des Abstands ab und stellt somit eine besonders effektive und leicht umsetzbare Maßnahme dar, um die Dosis zu reduzieren. Folglich führt selbst eine geringe Vergrößerung des Abstands zu einer erheblichen Reduktion der Strahlenexposition (Krieger, 2023; Schlegel et al., 2018).

Um die Strahlenexposition des medizinischen Personals zu minimieren, kommen in der Wirbelsäulenchirurgie verschiedene persönliche Schutzmaßnahmen zum Einsatz, deren Zweck es in erster Linie ist die Röntgenstrahlung abzuschirmen. Dazu zählen wie unter anderem Bleischürzen inkl. Schilddrüsenschutz, Bleiglasbrillen und mobile Strahlenschutzwände. Diese Strahlenschutzausrüstung besteht wie oben erwähnt aus einem Material hoher Ordnungszahl und hat so die Fähigkeit ionisierende Strahlung abzuschirmen. Wie effektiv die jeweilige Abschirmung ist, wird mit dem sogenannten Bleigleichwert angegeben. Dieser beschreibt, wie dick eine Bleischicht wäre, die dieselbe Abschirmung bieten würde. Ein Bleigleichwert (Pb) von 0,5 mm bedeutet also beispielsweise, dass das Material unabhängig von seiner Stärke so gut abschirmt wie es 0,5 mm Blei täten. Bleischürzen gehören zu den am häufigsten genutzten Strahlenschutzmitteln und bieten in der Regel einen Schutz von 0,25 - 0,5 mm Pb, was einer Reduktion der Strahlung um bis zu 99% entspricht. Da der C-Bogen in der Wirbelsäulenchirurgie besonders häufig lateral oder a/p positioniert wird, oder zwei C-Bögen gleichzeitig verwendet werden, um beide Ebenen simultan abbilden zu können, ist die korrekte Verwendung der persönlichen Strahlenschutzausrüstung essenziell (Cheon et al., 2018).

Außerdem muss aufgrund ihrer Strahlensensibilität ein besonderes Augenmerk auf den Schutz der Schilddrüse gelegt werden. Somit ist das Tragen des Schilddrüsenschutzes überaus bedeutend. In einer Untersuchung von Cheon et al. (2018) hat sich zudem gezeigt, dass die erhaltene Dosis an der Schilddrüse auf weniger als 10% der ursprünglichen Dosis reduziert werden kann, wenn der Schilddrüsenschutz korrekt und konsequent getragen wird (Cheon et al., 2018). Als weiteres wichtiges Strahlenschutzmittel sind Bleiglasbrillen zu nennen. Die Augenlinse ist ebenfalls ein strahlenempfindliches Organ. Dies wird besonders beim horizontalen Strahlengang relevant, da hierbei die Dosis für den Kopfbereich des im OP befindlichen Personals erhöht sein kann. Eine wiederholte oder zu hohe Dosis kann hierbei zu einem Katarakt (Trübung der Augenlinse), einem bekannten deterministischen Strahlenschaden, führen. Deshalb ist darauf zu achten die Bleiglasbrillen ebenso konsequent zu tragen, da diese die Exposition der Augenlinse und des Auges allgemein um bis zu 90% reduzieren kann (Schröder, Schröder, et al., 2015).

Um die direkte und Streustrahlung weiter zu minimieren, kommen raumbezogene Schutzmaßnahmen wie Schutzschilde und mobile Strahlenschutzwände zum Einsatz. Diese werden zwischen der Strahlenquelle und dem medizinischen Personal platziert und bieten einen effektiven Schutz bei der Durchleuchtung im horizontalen und vertikalen Strahlengang (Schlegel et al., 2018; Schröder, Schröder, et al., 2015).

Zusätzlich zu den allgemeinen Verhaltensregeln beim Umgang mit dem C-Bogen bieten moderne C-Bögen eine Reihe geräteimmanenter technischer Einstellmöglichkeiten und Funktionen, die dem ALARA Prinzip folgend genutzt werden sollen. Die wohl zentralste technische Einstellmöglichkeit zur Reduktion der Dosis ist das konsequente Nutzen, sowie das korrekte Einstellen der Kollimatoren des C-Bogens. Gezieltes einblenden auf das nötigste, reduziert das bestrahlte Volumen und somit die Streustrahlung erheblich und ist daher unabdingbar (Prod'homme et al., 2023). Dadurch wird die erhaltene Dosis für den*die Patient*in, insbesondere aber für das OP-Personal signifikant gesenkt, da die Streustrahlung den Hauptanteil der Strahlendosis, der das OP-Team ausgesetzt ist, ausmacht (Schütz et al., 2016). Diese Tatsache wird auch in anderen medizinischen Fachgebieten, wie der endovaskulären Chirurgie, wo genanntes ebenfalls zum Tragen kommt, bestätigt (Mohapatra et al., 2013). Eine optimierte Nutzung der Bleiblenden sollte stets in Kombination mit weiteren dosisreduzierenden Maßnahmen erfolgen, ein repräsentatives Beispiel stellen softwareseitige Möglichkeiten dar. Zu denen gehört unter anderem die gepulste Durchleuchtung, bei der nicht durchgehend, sondern in kurzen Impulsen exponiert wird oder auch die „Last Image Hold"-Funktion, bei der nach beenden der Durchleuchtung, das zuletzt angezeigte Bild weiterhin als Standbild auf dem Monitor angezeigt wird (Cheon et al., 2018; Schütz et al., 2016).

Fluroskopiebasierte 2D und 3D Navigationssysteme, welche in einigen C-Bögen verbaut sind, können ebenfalls zu einer Reduktion der kumulativen Strahlenbelastung beigetragen, indem die Durchleuchtungszeiten verkürzt und die Positionierung von Implantaten präziser gestaltet werden können. Dadurch wird die Anzahl der erforderlichen Bildaufnahmen reduziert, was eine niedrigere kumulative Strahlenexposition zur Folge hat (Heydar et al., 2024).

Eine optimale Positionierung des OP-Personals kann zudem zu einer Reduktion der Strahlendosis beitragen und soll in dieser Arbeit noch genauer untersucht werden. Kausch et al., (2022) konnten mit ihrer Studie z.B. belegen, dass die räumliche Geometrie und die Position und Orientierung des C-Bogens einen wichtigen Einfluss auf die Streustrahlung haben. Die genauen Erkenntnisse dieser Forscher*innengruppe werden im folgenden Kapitel noch genauer beleuchtet. Die Strahlenexposition folgt demnach allerdings nicht nur dem Abstandquadratgesetz, sondern hängt zusätzlich von Faktoren wie der Höhe der Messpunkte, dem Winkel zur Strahlenquelle und der Position im Raum relativ zum C-Bogen ab (Kausch et al., 2022). Aus diesen Gründen soll in dieser Arbeit der Einfluss der Position des OP-Personals und der Orientierung des C-Bogens genauer betrachtet werden.

Zusammenfassend lässt sich festhalten, dass eine effektive Reduktion der Strahlenexposition im OP-Alltag auf dem Zusammenspiel mehrerer Faktoren beruht: Der verantwortungsvolle und sachgemäße Umgang technischer Möglichkeiten, wie die Kollimation (Prod'homme et al., 2023) und die Optimierung der Positionierung (Kausch et al., 2022) kommen ebenso Bedeutung zu, wie der konsequenten Nutzung persönlicher Schutzausrüstung (Cheon et al., 2018; Mohapatra et al., 2013). Somit ergänzen sich diese Maßnahmen einerseits wirkungsvoll, entfalten ihren optimalen Schutz jedoch erst in der kombinierten Anwendung. Insofern greifen technische Maßnahmen zur Strahlenreduktion und individuelle Schutzvorkehrungen wirkungsvoll im OP-Alltag ineinander (Schütz et al., 2016). In dieser Arbeit liegt der Fokus allerdings auf dem Einfluss räumlicher Faktoren (wie der Positionierung des OP-Personals oder der C-Bogen Orientierung), um die erhaltene Strahlung für das OP-Personal zu minimieren. Im Nächsten Abschnitt werden diese Aspekte daher genauer beleuchtet, indem der aktuelle Forschungsstand zu solchen räumlichen Geometrien genauer betrachtet wird.

3. FORSCHUNGSSTAND

Die Reduktion der Strahlenexposition für das OP-Personal bei C-Bogen-Anwendungen während spinaler Eingriffe stellt eine kontinuierliche Herausforderung dar und ist Gegenstand zahlreicher wissenschaftlicher Untersuchungen. Im Folgenden wird der aktuelle Stand der Forschung beleuchtet, speziell zum Einfluss räumlicher Faktoren, wie der Positionierung des OP-Personals und der C-Bogen Orientierung, sowie zu methodischen Ansätzen bei der Erfassung der Strahlenexposition. Die ausgewerteten Studien zeigen dabei eine Vielfalt methodischer Herangehensweisen und Ergebnisse. Zunächst wird der Einfluss der C-Bogen-Konfiguration selbst betrachtet. Aufbauend auf diesen grundlegenden Erkenntnissen wird im nächsten Schritt die Rolle der gewählten Projektionsrichtung für die Strahlenbelastung des Personals untersucht. Im Anschluss an die Betrachtung der C-Bogen-Konfiguration folgt eine Auseinandersetzung mit der Bedeutung der Personalposition im Strahlenfeld. Darauf aufbauend werden die in der Literatur eingesetzten methodischen Herangehensweisen zur Messung der Strahlenexposition beschrieben, um ein Verständnis für die Datenbasis und Aussagekraft bisheriger Studien zu schaffen. Den Abschluss dieses Kapitels bildet eine Zusammenfassung der Forschungslage mit Fokus auf bestehende Lücken, aus denen das Ziel und die Relevanz der eigenen Untersuchung abgeleitet werden.

3.1 Einfluss des Strahlengangs und der Gerätekonfiguration in der Literatur

Die exakte Ausrichtung des C-Bogens ist nicht nur für eine optimale Bildgebung entscheidend, sondern auch für potentiell kürzere Durchleuchtungszeiten und damit eine geringere Dosisverteilung im Raum. Diese räumliche Dosisverteilung beeinflusst auch direkt die Personalexposition. Dies konnten Kausch et al. (2022) in der in Kapitel 2.4.2 bereits kurz erwähnten Studie nachweisen, wo die standardisierte Positionierung des C-Bogens eine verbesserte Darstellung der Wirbelsäulenstruktur ermöglichte und so zu einer höheren Genauigkeit und einer verringerten Strahlenexposition führte (Kausch et al., 2022).

Die erforderliche Durchleuchtungszeit und die Wahl der Betrachtungsebene sind ebenfalls eng mit der Platzierung des C-Bogens verknüpft. Die für die Durchleuchtung erforderliche Zeit variiert je nach Behandlungsmethode, Operationstechnik und Operateur*in erheblich. Wie Watanabe et al. (2024) unter Verwendung eines Phantoms berichten, ist im Vergleich zur anterioren Bildgebung insbesondere bei lateralen Projektionen der posterioren Wirbelsäule mit einer signifikant höheren Strahlenbelastung zu rechnen. In dieser Konfiguration verläuft der Strahlengang horizontal durch den dorsalen Anteil des Körpers, wobei die Röntgenstrahlen dichte knöcherne Strukturen wie die Wirbelkörper durchdringen müssen. Dies erfordert eine höhere Dosisleistung, da das durchstrahlte Gewebevolumen und die Absorption zunehmen. Die dadurch entstehende stärkere Compton-Streuung erhöht die Streustrahlung im Raum und somit die Exposition des OP-Personals. Die berichtete höhere Strahlenbelastung trifft dabei insbesondere das Personal (Watanabe et al., 2024). Robatjazi et al. (2022) bestätigen dies in einer Phantomstudie zur lateralen Projektion bei Wirbelsäulenoperationen und identifizierten die höchsten Dosisraten aufgrund von Rückstreuung in der Nähe des Röhrenaustrittsfensters (Robatjazi et al., 2022). Darüber hinaus fanden Mohapatra et al. (2013) bei endovaskulären Eingriffen, dass die Spitzen-Dosisrate für Operateure*innen bei lateralen Projektionen im Mittel 1,78-mal höher war als bei a/p Projektionen (Mohapatra et al., 2013). Obwohl sich Mohapatra et al. (2013) auf endovaskuläre Eingriffe beziehen und deren Arbeit schon etwas älter ist, liefert die Studie wertvolle quantitative Vergleichswerte zur generell erhöhten Strahlenexposition bei lateralen Projektionen und unterschiedlichen Personalpositionen.

Da OP-Teams regelmäßig Situationen ausgesetzt sind in der mit der lateralen Projektion gearbeitet wird, ist es besonders wichtig, die Bildgebungsparameter, sowie etwaige Strahlenschutzstrategien anzupassen, um die kumulative Strahlenexposition möglichst gering zu halten (Watanabe et al., 2024). Neben der Geräteausrichtung und Projektionswahl, ist allerdings auch die Position des Personals im Strahlenfeld entscheidend. Um das Zusammenspiel dieser Faktoren und insbesondere den Einfluss der Position des OP-Personals auf die Strahlenexposition weiter zu beleuchten, betrachtet der folgende Abschnitt die relevanten Erkenntnisse aus der aktuellen Literatur.

3.2 Einfluss der Position des OP-Personals in der Literatur

Die Position des medizinischen Personals relativ zur Strahlenquelle und zum streuenden Volumen des*der Patienten*in ist, wie durch das Abstandsquadratgesetz (siehe Abschnitt 2.1) nahegelegt, ein entscheidender Faktor für die erhaltene Dosis, wobei auch die genaue Geometrie des Strahlengangs eine Rolle spielt. Aktuelle Studien quantifizieren die Dosis an verschiedenen Standorten und für unterschiedliche Rollen im OP-Team, um Risikobereiche zu identifizieren.

Ein konsistentes Ergebnis ist, dass das Personal, das sich am nächsten an dem*der Patienten*in und am Strahlenfeld aufhält, die höchsten Dosen erhält. So erstellten Watanabe et al., (2024) in einer Phantomstudie eine Dosisverteilungskarte für die laterale Spondylodese-Durchleuchtung und fanden die höchsten Dosisraten für den*die Hauptoperateur*in, gefolgt von der Instrumentierpflegekraft (*„scrub nurse“*). Konkret wurden auf Gonadenhöhe (80 cm) für die Hauptoperateur*in 27,2 µGy/min, für den ersten Assistenten 3,8 µGy/min und für die Instrumentierpflegekraft 9,5 µGy/min gemessen. Auf Thoraxhöhe (100 cm) betrugen die Werte 38,8 µGy/min (Operateur*in), 2,8 µGy/min (Assistent*in) und 11,0 µGy/min (Pflegekraft). Auf Augen-/Schilddrüsenhöhe (150 cm) waren es 36,3 µGy/min (Operateur*in), 16,8 µGy/min (Assistent*in) und 11,7 µGy/min (Pflegekraft). Interessanterweise war die Dosis für die Assistent*innen auf 150 cm Höhe deutlich höher als in niedrigeren Ebenen, was die Komplexität der Streustrahlenverteilung unterstreicht. Anästhesist*innen, Springer (*„circulation nurse“*) und RT (Ragiologietechnologen*innen) befanden sich in dieser Studie jeweils im Niedrigdosisbereich (< 1 µGy/min) (Watanabe et al., 2024).

Auch Ivanova et al., (2021) untersuchten die Dosisbelastung für Operateur*in (60 cm Abstand) und Assistent*in (100 cm Abstand) bei orthopädischen Eingriffen und fanden heraus, dass der*die Operateur*in durchweg höhere Dosen erhielt. Im kontinuierlichen Durchleuchtungsmodus betrug die Dosisrate am Kopf der Operateur*in beispielsweise 417 µSv/h, während die Assistent*in 63 µSv/h erhielt. Im Pulsmodus waren die Raten geringer (Operateur*in Kopf: 223 µSv/h; Assistent*in Kopf: 37 µSv/h), und der Radiographiemodus (Einzelschuss) verursachte die höchsten Dosisraten (Ivanova et al., 2021).

Kumulative Messungen über 12 Monate von Cristante et al., (2019) bei 81 Wirbelsäulenoperationen mittels Film-Badges bestätigten ebenfalls die hohe Belastung für Chirurg*innen. Die Gesamtdosis über den Zeitraum variierte je nach Messort von 0,16 mSv (unter der Schürze von Chirurg*in 1) bis 2,29 mSv (am Handgelenk von Chirurg*in 1). Das Handgelenk der Hauptoperateur*in war am stärksten exponiert. Weitere approximierte kumulative Jahresdosen waren: Chirurg*in 1 über Schürze 1,19 mSv; Chirurg*in 2 über Schürze 0,82 mSv; Instrumentierpflegekraft 0,23 mSv; Assistenzärzt*in ("Resident") 0,27 mSv; C-Arm-Bediener*in über Schürze 0,29 mSv. Die Autor*innen schlussfolgerten, dass die Dosen in ihrem Setting niedrig und innerhalb der Grenzwerte lagen (Cristante et al., 2019).

Die Bedeutung des Abstands wurde außerdem durch eine Studie von Dorman et al., (2023) quantitativ belegt. Die Forscher*innengruppe maß in einer Phantomstudie zu verschiedenen orthopädischen Eingriffen die Streustrahlendosisraten. Bei einer Knie-OP mit lateral positioniertem C-Arm betrug die Dosisrate für den*die Chirurg*in (0,5 m Abstand) 1,00 mSv/h, für den*die Assistent*in (0,7 m) 0,10 mSv/h und für die Instrumentierpflegekraft (1,2 m) 0,20 mSv/h. Bei Hüfteingriffen (a/p-Strahlengang) waren die Raten höher, z.B. 3,12 mSv/h für den*die Chirurg*in bei einer Hüftprothesen-Simulation. Mit einer Bleischürze (0,375 mm Pb) reduzierten sich die Dosen signifikant, z.B. für den*die Chirurg*in bei der Knie-OP auf 0,0125 mSv/h. Die Autor*innen betonten, dass ohne Schutz die jährliche Dosisgrenze von 1 mSv für die Allgemeinbevölkerung (relevant für nicht-klassifiziertes Personal) insbesondere für Chirurg*in und Instrumentierpflegekraft schnell erreicht werden kann (Dorman et al., 2023).

Eine weitere Studie von Mohapatra et al., (2013) verdeutlichte zudem, dass näher am C-Bogen arbeitende Operateur*innen signifikant höhere Dosen erhielten (131 µSv vs. 58 µSv pro Fall). Dies unterstreicht die Effektivität des Abstandhaltens als Schutzmaßnahme (Mohapatra et al., 2013).

Auch die Position des OP-Personals relativ zur Anordnung des C-Bogens kann eine Rolle spielen, wie Mohapatra et al., (2013) ebenfalls in ihrer Studie belegen konnten. Die Forscher*innen berichteten von höheren durchschnittlichen Äquivalentdosen pro Fall für Operateur*innen auf der linken Seite des*der Patienten*in, der Seite der C-Bogen-Positionierung in ihrem Aufbau (154 µSv vs. 83 µSv). In ihrer Studie betrug die durchschnittliche Äquivalentdosis pro Fall für den*die Operateur*in 125 µSv (95% KI: 80-171 µSv), für die Instrumentierpflegekraft 26 µSv (KI: 16-36 µSv) und für den RT 19 µSv (KI: 11-28 µSv). Interessanterweise erhielt ein an der Anästhesieposition befestigtes Dosimeter die höchste Dosis mit 268 µSv (KI: 132-404 µSv) (Mohapatra et al., 2013).

Eine weitere weniger aktuelle Studie von Lee et al., (2012) nutzte ein Phantom und maß die Dosisrate (µGy/min) an spezifischen Organen für verschiedene C-Bogen-

Konfigurationen. Bei der Standard-a/p-Konfiguration betrugen die Werte z.B. 13,09 (Auge), 15,63 (Schilddrüse ohne Schutz), 18,57 (Brust) und 11,80 (Gonaden) µGy/min. Die direkte Handdosis lag mit 377,22 µGy/min deutlich höher. Das Tragen eines Schilddrüsenschutzes reduzierte die Schilddrüsendosis auf 1,73 µGy/min. Sie demonstrierten auch, dass die invertierte und die "tube translateral"-Konfiguration (seitliche Projektion mit der Röntgenröhre auf derselben Seite wie das OP-Personal) zu höheren Dosen führten als die Standard- und die Translateral-Konfiguration (seitliche Projektion mit der Röntgenröhre auf der dem OP-Personal gegenüberliegenden Seite) (Lee et al., 2012).

Diese Ergebnisse verdeutlichen die hohe Variabilität der Strahlenexposition in Abhängigkeit von Standort, Rolle, Abstand, C-Bogen-Konfiguration und durchgeführter Prozedur. Eine Übersicht der hier diskutierten Studien und ihrer methodischen Ansätze findet sich auch in Tabelle 3 im Anhang 1. Die Erfassung dieser variablen Dosiswerte und die Untersuchung der Einflussfaktoren stützen sich dabei auf unterschiedliche methodische Ansätze, von Simulationen mit Phantomen über den Einsatz verschiedener Dosimetertypen hin zur Messung unter realen Operationsbedingungen, die im Folgenden detaillierter betrachtet werden.

3.3 Methodische Ansätze zur Messung räumlicher Einflussfaktoren auf die Strahlenexposition

Zur Untersuchung der Strahlenexposition des OP-Personals und des Einflusses räumlicher Faktoren kommen in der Literatur unterschiedliche methodische Ansätze zum Einsatz, die sich grundlegend in Studien mit Phantomen und Messungen im realen Operationssaal unterscheiden lassen.

Ein häufig gewählter Ansatz ist die Verwendung von anthropomorphen Phantomen, um die Dosisverteilung und -absorption präzise zu simulieren und unter standardisierten, reproduzierbaren Bedingungen zu messen. Dies ermöglicht eine hohe Kontrolle über die experimentellen Variablen und die Vergleichbarkeit der Ergebnisse. Beispiele hierfür sind die Studien von Watanabe et al. (2024), Robatjazi et al. (2022), Dorman et al. (2023) sowie Lee et al. (2012), die Phantommodelle zur Quantifizierung der Dosis oder der Dosisreduktion bei angepassten C-Bogen-Einstellungen nutzten. Auch die vorliegende Bachelorarbeit nutzt diesen Ansatz, um eine systematische Untersuchung verschiedener Positionen zu ermöglichen.

Alternativ oder ergänzend führen andere Forschungsgruppen Messungen während realer Operationen durch, um die tatsächlichen Expositionsbedingungen widerzuspiegeln, wie z.B. Mohapatra et al. (2013) und Cristante et al. (2019). Messungen im Real-OP gelten als klinisch relevanter, unterliegen jedoch größeren Schwankungen durch individuelle Faktoren (Patientenanatomie, OP-Dauer, unvorhergesehene Ereignisse) und sind weniger standardisiert.

Unabhängig vom Setting (Phantom oder Real-OP) kommen verschiedene Dosimetertypen zum Einsatz, die direkt am Personal oder an relevanten Orten im OP platziert werden.

Elektronische Personendosimeter (EPD), wie sie von Mohapatra et al. (2013) und Robatjazi et al. (2022) verwendet wurden, ermöglichen eine Echtzeitmessung und liefern präzise Informationen zur Dosisleistung an spezifischen Körperregionen. Thermolumineszenz-Dosimeter (TLD), die die kumulierte Dosis speichern und nachträglich ausgewertet werden, wurden beispielsweise von Lee et al. (2012) und Naseri et al. (2020) eingesetzt. Eine weitere Methode stellen Film-Badges dar, wie sie von Cristante et al. (2019) genutzt wurden, die sich proportional zur Strahlendosis schwärzen und ebenfalls kumulierte Dosen erfassen. Jeder Dosimetertyp dient der detaillierten Analyse der Expositionsverhältnisse und ist für die Bewertung von Schutzmaßnahmen im OP essenziell.

Hinsichtlich des Umfangs der Messreihen variieren die Vorgehensweisen ebenfalls. Einige Studien, etwa Dorman et al. (2023) oder Prod'homme et al. (2023), führen eine große Anzahl (>50) von Einzelmessungen durch, um eine statistisch robuste Datenbasis für verschiedene Szenarien zu schaffen oder unterschiedliche Einflussfaktoren gezielt zu untersuchen. Andere Studien hingegen, wie Mohapatra et al. (2013), setzen bewusst auf kleinere Stichprobenumfänge (10–20 Messungen), um spezifische Aspekte wie die Effektivität einzelner Schutzmaßnahmen oder die Exposition an besonders kritischen Positionen genauer zu beleuchten. Die Wahl des Umfangs hängt somit oft vom spezifischen Forschungsziel ab.

Vor dem Hintergrund dieser methodischen Vielfalt und der gewonnenen Erkenntnisse über die Strahlenexposition des OP-Personals bei verschiedenen Eingriffen, lassen sich dennoch Bereiche identifizieren, in denen weiterer Forschungsbedarf besteht. Diese sollen im folgenden Abschnitt genauer definiert werden.

3.4 Fazit der Literaturrecherche

Trotz umfangreicher und aktueller Forschung zur Dosisreduktion bei C-Bogen-Eingriffen (vgl. z.B. Jenkins et al., 2021; Rowantree & Currie, 2024) bestehen weiterhin spezifische Forschungsaspekte im Kontext von Spondylodesen, die weniger detailliert untersucht sind. Während neuere Studien wertvolle Daten zur Dosisverteilung im OP liefern, beispielsweise für Hauptpersonalrollen bei lateraler Projektion (Watanabe et al., 2024) oder allgemeine Dosiskarten (Robatjazi et al., 2022; Dorman et al., 2023), fehlt oftmals ein systematischer, quantitativer Vergleich der Strahlenexposition an einer umfassenden Anzahl klar definierter, potenzieller Standorte des gesamten OP-Personals rund um den C-Bogen speziell während Spondylodesen.

Bisherige Studien konzentrieren sich häufig auf wenige, primäre Messpunkte oder mitteln über verschiedene Eingriffsarten. Insbesondere fehlen spezifische Daten zur kombinierten Auswirkung und möglichen Interaktion von Personalposition, C-Bogen-Orientierung (a/p vs. lateral) und verschiedenen Bleiblenden-Konfigurationen (offen vs. geschlossen) auf die Dosisverteilung bei diesem speziellen Eingriffstypen. Zwar wird die Bedeutung der einzelnen Faktoren wie Abstand, Projektion und Kollimation betont (vgl. Mohapatra et al., 2013; Böckler, 2020), doch das genaue Zusammenspiel im komplexen Setting einer Spondylodese mit variierenden Personalpositionen ist weniger gut dokumentiert.

Obwohl Studien wie Cristante et al. (2019) kumulative Dosisdaten für Wirbelsäulenchirurgie-Personal liefern, konzentriert sich die vorliegende Arbeit bewusst auf die detaillierte Querschnittsanalyse der Dosis in Abhängigkeit der genannten variablen Faktoren bei Spondylodesen, einem Eingriff, der aufgrund potenziell hoher Durchleuchtungszeiten als besonders strahlenrelevant gilt und dessen spezifische Expositionsmuster an multiplen Standorten weiterer Klärung bedürfen. Angesichts dieser Datenlage verfolgt die vorliegende Arbeit das Ziel, durch eine systematische Untersuchung einen Beitrag zur Schließung dieser Forschungslücke zu leisten und evidenzbasierte Strahlenschutzmaßnahmen abzuleiten.

Die Relevanz dieser Arbeit liegt in der detaillierten, quantitativen Messung der Strahlenexposition an ausgewählten Personalpositionen bei simulierten, spezifischen C-Bogen-Eingriffen (PLIF/TLIF), unter Variation der C-Bogen-Orientierung (a/p und lateral) und der Bleiblenden-Konfigurationen. Die Ergebnisse sollen zur Optimierung der Strahlenschutzstrategien im Hinblick auf räumliche Faktoren (Personal Position und C-Bogen Orientierung) beitragen und somit sowohl die Patienten*innensicherheit als auch den Schutz des medizinischen Personals in der Wirbelsäulenchirurg gewährleisten.

4. METHODIK

In diesem Kapitel wird die Methodik der durchgeführten Untersuchung detailliert beschrieben. Zunächst wird das Studiendesign vorgestellt, einschließlich der Kriterien zur Literaturauswahl sowie des experimentellen Settings mit Phantommodell und C-Bogen. Darauf folgt eine genaue Darstellung des Versuchsaufbaus, der Messpositionen und -höhen sowie der durchgeführten Messreihen. Im Anschluss werden das Messverfahren, die Berechnung der Dosiswerte und die Herangehensweise zur Mittelwertbildung erläutert. Abschließend wird die statistische Auswertung der erhobenen Daten beschrieben, inklusive der eingesetzten Testverfahren zur Analyse von Haupteffekten und Interaktionen zwischen den Einflussfaktoren.

4.1 Studiendesign und Setting

Im Rahmen dieser Arbeit wurde zunächst eine Literaturrecherche durchgeführt, um den aktuellen Forschungsstand abzubilden und eine Forschungslücke zu identifizieren. Um die Messwerte der selbst durchgeführten Untersuchungen besser einordnen und vergleichen zu können, wurden außerdem Studien identifiziert, die hierfür als besonders geeignet schienen. Die Recherche dieser Studien erfolgte anhand vorab festgelegter Ein- und Ausschlusskriterien. Eingeschlossen wurden Studien ab dem Jahr 2019 in Deutsch oder Englisch, welche quantitative Messdaten zur Strahlenexposition enthalten, eine klare Positionierung von OP-Personal oder Phantomen bzw. Patienten*in beschreiben und sich auf bildgestützte chirurgische Eingriffe, vorzugsweise Spondylodesen, beziehen. Ältere, qualitative Studien, Arbeiten ohne definierte Messmethoden, sowie solche aus nicht-chirurgischen Kontexten wurden ausgeschlossen. Eine Ausnahme stellen zwei weniger aktuelle Studien aus den Jahren 2012 und 2013 dar (Lee et al., 2012; Mohapatra et al., 2013). Diese wurden aufgrund ihrer allgemeinen Relevanz eingeschlossen. Ein Überblick über die relevanten Studien findet sich in Abschnitt 3. oder in Anhang 1 Tabelle 3.

Die Recherche wurde unter Verwendung einschlägiger wissenschaftlicher Datenbanken, nämlich PubMed und Google Scholar durchgeführt. Verwendete Suchbegriffe waren unter anderem C-Arm Fluoroskopie („C-arm fluoroscopy"), Dosisreduktion („dose reduction"), Strahlenbelastung („radiation exposure"), Spondylodese („spinal fusion"), Streustrahlung („scatter radiation"), Wirbelsäulenchirurgie („spinal fusion") und Intraoperative Bildgebung („intraoperative imaging"). Die in Anhang 1 Tabelle 3 Ausgewählten Studien sollen der Einordnung der hier gewonnenen Ergebnisse und als Vergleich zu den beobachteten Messwerten dienen, welcher in Kapitel 6. folgt.

Die Messungen in dieser Arbeit wurden unter Laborbedingungen im OPIC der FH Campus Wien durchgeführt, um eine präzise Kontrolle der Messparameter sowie eine hohe Reproduzierbarkeit und Vergleichbarkeit der Ergebnisse zu gewährleisten. Der Messzeitpunkt war der 31.01.2025.

Es wurde das CT Whole Body Phantom PBU-60 (Modell PH-2B) der Firma Kyoto Kagaku Co., Ltd. verwendet, ein lebensgroßes menschliches, anthropometrisches Phantom mit synthetischem Skelett und eingebetteten Organen, die realistische Hounsfield-Einheiten (HU) aufweisen. Das Phantom besteht aus Urethan und Epoxy, welche die Eigenschaften von menschlichem Weichgewebe und Knochen simulieren. Die beweglichen Gelenke (Schultern, Hüften, Knie und Ellbogen) ermöglichten eine realistische Positionierung und Simulation von Patientenlagen.

Das Phantom wurde bewusst ausgewählt, um eine hohe Reproduzierbarkeit der Messungen zu gewährleisten und individuelle anatomische Variationen auszuschließen. Dadurch konnten die Ergebnisse unabhängig von patienten*innenspezifischen Faktoren standardisiert und verglichen werden.

Insgesamt wurden 384 Einzelmessungen durchgeführt, um eine umfassende Datenerhebung zur Strahlenexposition und Streustrahlung zu gewährleisten. Dazu wurden acht Positionen rund um den C-Bogen definiert, die typische Standorte des OP-Personals simulieren. An jeder Position wurde auf vier Höhen gemessen, die strahlenempfindliche Organe des menschlichen Körpers repräsentieren (Gonaden, Mamma, SD und Augen) Jede Messung wurde dreifach wiederholt, um eine verlässliche Datengrundlage zu schaffen. Jede Messung wurde dreifach wiederholt, um eine verlässliche Datengrundlage zu schaffen. Der genaue Versuchsaufbau ist in Kapitel 4.2 und das Messverfahren sowie die Auswertung sind in Kapitel 4.3 detailliert beschrieben. Für die Messungen wurde ein Dosisleistungsmessgeräte verwendet, welches die Strahlenexposition in µSv/h misst. Die Daten wurden in Excel gespeichert und anschließend mit IBM SPSS ausgewertet. Die genaue Durchführung wird in den folgenden Kapiteln detaillierter geschildert.

In den Vergleichsstudien aus Kapitel 3. wurde meist entweder ein ähnlicher Versuchsaufbau mit Phantom beschrieben oder an Menschen bei realen OPs gemessen.

4.2 Versuchsaufbau

Die Messungen wurden am 31.01.2025 in einer OP-Saal-Simulation im OPIC der FH Campus Wien durchgeführt, um realistische klinische Bedingungen zu simulieren. Der Versuchsaufbau bestand aus den folgenden Komponenten:

- Philips C-Bogen mit folgenden standardisierten Parametern:
  - Modus: Durchleuchtung
  - Dosis: Normal
  - Spannung: Manuell auf 118 kV (Kilovolt) eingestellt
  - Stromstärke: 5.00 mA
  - Belichtungszeit: 9.90 mAs
  - Pulsrate: 15/s
  - Bildfeld: Manuell eingeblendet, um das relevante Operationsfeld zu fokussieren und die Streustrahlung zu minimieren
  - Bleiblenden: Sowohl offene als auch geschlossene
- Messgerät:
  - Modell: Automess 6150AD

    - Letzte Kalibrierung: unbekannt
- Phantom:
    - Modell: CT Whole Body Phantom PBU-60 / PH-2B (Hersteller: Kyoto Kagaku Co., Ltd.)
    - Eigenschaften: Lebensgroßes menschliches Phantom mit synthetischem Skelett und eingebetteten Organen mit realistischen HU
- Positionierung:
    - Laterale Messung:
        - Das Phantom wurde in Bauchlage positioniert und der C-Bogen im horizontalen Strahlengang eingestellt, um eine seitliche Durchleuchtung zu simulieren
        - Tischhöhe: 93 cm
        - Detektorabstand zur „Hautgrenze" des Phantoms: 15 cm
        - Röhrenabstand zur „Hautgrenze" des Phantoms: 22 cm
    - a/p Messung:
        - Das Phantom wurde in Bauchlage platziert, um eine a/p-Durchleuchtung zu simulieren, wobei sich die Strahlenquelle ventral des Phantoms und der Detektor dorsal davon befand
        - Tischhöhe: 93 cm
        - Detektorabstand zur „Hautgrenze" des Phantoms: 17 cm
        - Röhrenabstand zur „Hautgrenze" des Phantoms: 30 cm
- Messungen:
    - An 8 Positionen und je 4 Höhen
    - Je dreifach wiederholt (Details siehe 4.3)

In den Messungen **a/p** sowie in **lateralen** Projektionen wurden **acht Positionen** rund um den C-Bogen definiert, die typische Standorte des OP-Personals simulieren. Zur besseren Orientierung siehe Abb. 2:

1. Hinter dem C-Bogen - Bedienposition für den C-Bogen (grün)
2. Kranial des*der Patienten*in - Position der Anästhesist*in (gelb)
3. Kranial des*der Patienten*in aus dessen*derer Sicht links - Chirurgische Assistenz (blau 1)
4. Am Fußende des*der Patienten*in aus dessen*derer Sicht links - Chirurgische Assistenz (blau 2)
5. Kranial des*der Patienten*in aus dessen*derer Sicht rechts - Chirurg*in (rot 1)
6. Am Fußende des*der Patienten*in aus dessen*derer Sicht rechts - Chirurg*in (rot 2)
7. Links von Chirurg*in 2 - Instrumentierende Pflegekraft (violett 1)
8. Rechts von Chirurg*in 1 - Instrumentierende Pflegekraft (violett 2)

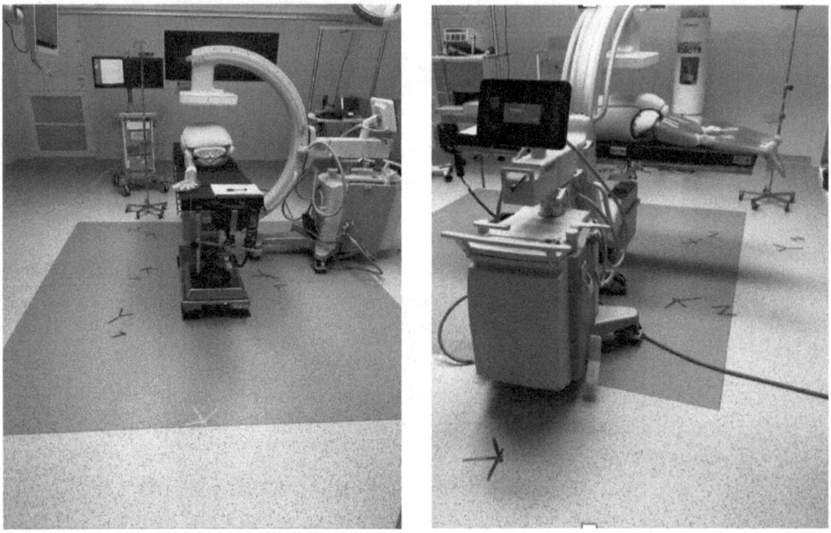

Abbildung 2: OPIC Positionierung nach Farbkodierung (eigene Aufnahme)

An jeder Position wurden Messungen in **vier Höhen** durchgeführt, um die Strahlenexposition an den empfindlichsten Organen des menschlichen Körpers zu ermitteln:

- Gonadenhöhe: 80 cm über dem Boden
- Mammahöhe: 130 cm über dem Boden
- Schilddrüsenhöhe: 150 cm über dem Boden
- Augenhöhe: 170 cm über dem Boden

Die Auswahl der Positionen und Höhen wurde so getroffen, um die typischen Standorte des OP-Personals und deren Strahlenexposition zu simulieren. Um alle möglichen Positionen und alle in unterschiedlichen Studien verwendeten Messpunkte abzudecken, wurden in dieser Bachelorarbeit bewusst alle relevanten Positionen herangezogen. Durch die standardisierte Definition der Positionen und Höhen sowie die klare Unterscheidung zwischen lateraler und a/p Projektion, konnte eine hohe Reproduzierbarkeit und Vergleichbarkeit der Messungen gewährleistet werden.

Die Messungen wurden mit **offenen und geschlossenen** Bleiblenden durchgeführt, um deren Einfluss auf die Streustrahlung zu untersuchen. Offene Kollimatoren sorgen dabei für ein maximales Bildfeld ohne Einschränkung, was zu mehr Streustrahlung führt. Geschlossene Bleiblenden hingegen führen zu einem eingeschränkten Bildfeld durch manuelles Einblenden, was Streustrahlung reduziert, und die Strahlenexposition des OP-Personals verringert. An jeder Messposition und in jeder Höhe wurden folglich jeweils zwei Messungen durchgeführt, eine mit offenen und eine mit geschlossenen Bleiblenden. Dies ermöglicht eine direkte Gegenüberstellung und Auswertung des Einflusses der Bleiblenden auf die Dosisleistung.

Diese einheitlichen Einstellungen stellen sicher, dass die Messungen miteinander vergleichbar sind und ausschließlich die Einflussfaktoren der Positionen, Höhen, des Strahlengangs und der Bleiblenden auf die Dosisleistung untersucht werden.

4.3 Messverfahren und Durchführung

Zur Messung der Strahlenexposition wurde ein Dosisleistungsmessgerät verwendet, das die Dosisleistung in µSv/h erfasst.

Die Messungen wurden an den in Abschnitt 4.2 beschriebenen acht Positionen und in vier Höhen durchgeführt, um die Dosisleistung an den relevanten Standorten des OP-Personals zu erfassen. Jede Einzelmessung erfolgte dabei über einen Zeitraum von 5 Sekunden, um eine repräsentative Erfassung der Dosisleistung während der Durchleuchtung zu gewährleisten. Dabei wurde unter kontrollierten Laborbedingungen gearbeitet, um externe Einflüsse auf die Streustrahlung zu vermeiden und verlässliche Messergebnisse zu erzielen.

Da das Dosisleistungsmessgerät die Dosisleistung in µSv/h angibt, wurde diese auf eine äquivalente Gesamtdosis für eine 5-sekündige Durchleuchtung umgerechnet, um eine praxisnahe und realistische Dosisabschätzung zu erhalten. Die Umrechnung erfolgte mit folgender Formel:

$$D_{5s} = \frac{D_h}{3600} \times 5$$

(vgl. z.B. Krieger, 2023; Schlegel et al., 2018)

D_{5s} = Dosisleistung während 5 Sekunden Durchleuchtung (in µSv); D_h = gemessene Dosisleistung in µSv/h; 3600 = Anzahl der Sekunden pro Stunde; 5 = Dauer der Durchleuchtung in Sekunden

Insgesamt ergab der Versuchsaufbau 384 Messungen, welche sich wie folgt zusammensetzten:

- 8 Positionen (wie in Abschnitt 4.2 beschrieben)
- 4 Höhen (Gonaden, Mamma, SD, Augen)
- 2 Einstellungen der Bleiblenden (offen vs. geschlossen)
- 2 Ebenen (a/p vs. seitlich)
- 3-fache Wiederholung pro Messpunkt

Jede Messung wurde dreifach wiederholt, um Zufallsschwankungen zu minimieren und statistisch belastbare Ergebnisse zu erhalten. Aus den drei Einzelmessungen wurde anschließend der arithmetische Mittelwert gebildet. Die Mittelwertbildung dient der Reduktion von Messungenauigkeiten und gewährleistet zuverlässige und reproduzierbare Messergebnisse.

Die Formel für die Mittelwertbildung lautet:

$$\bar{D} = \frac{D_1 + D_2 + D_3}{3}$$

(Krieger, 2023; Schlegel et al., 2018)

D = Mittelwert der Dosisleistung; D1, D2, D3 = Einzelmessungen der Dosisleistung

Eine dreifache Wiederholung wurde gewählt, da sie einen ausreichenden statistischen Durchschnitt liefert, ohne den zeitlichen Aufwand unnötig zu erhöhen. Sie gewährleistet eine ausreichende Präzision und Zuverlässigkeit der Ergebnisse, da extreme Ausreißer durch den Mittelwert abgefedert werden. Zusätzlich ermöglicht die dreifache Messung eine Plausibilitätskontrolle, indem Unregelmäßigkeiten sofort erkannt werden können.

Die Messungen wurden am 31.01.2025 im OPIC an der FH Campus Wien durchgeführt.

4.4 Datenverarbeitung und statistische Auswertung

Die statistische Auswertung der Messdaten erfolgte mittels IBM SPSS Statistics (Version 30.0.0.0 (172)) mit einem festgelegten Signifikanzniveau von $p \leq 0{,}05$. Die Messwerte wurden hierfür zunächst in Excel übertragen und für jede Messbedingung (Kombination aus Position, Höhe, Strahlengang und Kollimator-Einstellung) entsprechende Mittelwerte gebildet. Diese Werte bildeten die Grundlage für die weiteren Analysen.

Um den Gesamtunterschied zwischen offener und geschlossener Bleiblende zu untersuchen, wurde ein gepaarter t-Test durchgeführt, sofern eine Normalverteilung gegeben war. Lag diese nicht vor, so wurde ein Wilcoxon-Vorzeichen-Rang-Test verwendet. Auf Normalverteilung wurde mittels Shapiro-Wilk Test getestet. Analog wurde für den Gesamtvergleich zwischen a/p und lateralem Strahlengang vorgegangen.

Unterschiede in der mittleren Dosisleistung zwischen den acht Messpositionen wurden mittels einfaktorieller Varianzanalyse (ANOVA) untersucht. Ebenso wurden die Unterschiede zwischen den vier Höhen mittels einer separaten einfaktoriellen ANOVA analysiert. Voraussetzungen für die ANOVA waren annähernde Normalverteilung innerhalb der Gruppen (geprüft mit Shapiro-Wilk-Test) und Varianzhomogenität zwischen den Gruppen (geprüft mit Levene-Test). Waren diese Voraussetzungen nicht erfüllt, wurde ein Kruskal Wallis-Test eingesetzt. Bei signifikanten Unterschieden in der ANOVA wurden Post-hoc-Analysen nach Tukey bzw. Bonferroni durchgeführt, um spezifische Unterschiede zwischen einzelnen Messpunkten bzw. Höhen zu identifizieren.

Zusätzlich zu diesen Analysen wurde eine vierfaktorielle Varianzanalyse mit Messwiederholungen (ALM: allgemeines lineares Modell) durchgeführt, um das Zusammenspiel aller Faktoren zu untersuchen und potenzielle Interaktionen aufzudecken. Hierfür wurden paarweise Vergleiche zur Hilfe genommen. In diesem Modell wurden der Strahlengang und Kollimatoren als Innersubjektfaktoren definiert, während die Position und Höhe als Zwischensubjektfaktoren behandelt wurden. Als abhängige Variable dienten die mittleren Dosiswerte.

5. ERGEBNISSE

Dieser Abschnitt beschreibt die Verteilung der gemessenen Dosisleistung in Abhängigkeit von den untersuchten Faktoren. Wie in Tabelle 1 ersichtlich ist, ist die Dosis bei offenen Kollimatoren höher als bei geschlossenen und bei horizontalem Strahlengang höher als im vertikalem. Auch bei den vier unterschiedlichen Höhen lassen sich kleinere Unterschiede erkennen, die Richtung Augenlinse auf eine geringere Strahlendosis hindeuten. Die verschiedenen Positionen deuten ebenfalls auf unterschiedliche Strahlendosen hin, wobei Position 5 und 6 besonders hohe und 1 und 2 besonders niedrige Dosen aufzuweisen scheinen. Generell muss allerdings auch festgehalten werden, dass alle Dosiswerte mit einer sehr hohen Standardabweichung einhergehen. Es bleibt also zu klären, ob die abgebildeten Unterschiede auch signifikant sind, und wie die verschiedenen Faktoren sich gegenseitig beeinflussen. Ob die offenen oder geschlossenen Bleiblenden, der horizontale oder vertikale Strahlengang, die vier verschiedenen Höhen oder die acht betrachteten Positionen einen signifikanten Einfluss auf die erhaltene Strahlendosis haben, soll in den folgenden Abschnitten geklärt werden.

Tabelle 1: Gemessene Dosiswerte

	Messpunkt*[2]							
	1	2	3	4	5	6	7	8
Dosis [µSv]	79 ± 182	124 ± 102	523 ± 339	1160 ± 539	2553 ± 1693	2401 ± 1449	848 ± 666	1155 ± 821
	Höhe [cm] / Risikoorgan							
	80 / Gonade		130 / Mamma		150 / SD		170 / Auge	
Dosis [µSv]	1374 ± 1455		1175 ± 1368		1018 ± 1130		854 ± 972	
	Kollimatoren*[1]							
	offen				geschlossen			
Dosis [µSv]	1260 ± 1383				950 ± 1081			
	Strahlengang*[1]							
	a/p				lateral/horizontal			
Dosis [µSv]	631 ± 661				1579 ± 1496			

Dosiswerte sind als Mittelwerte ± Standardabweichung angegeben. *signifikant ($p < 0,05$); [1]gemäß Wilcoxon-Vorzeichen-Rang-Test; [2]gemäß Kruskal-Wallis-Test.

5.1 Einfluss der Kollimatoren

Um die Forschungsfrage zu beantworten und auf statistische Unterschiede zu prüfen, wurde zunächst der Einfluss der Kollimatoren genauer untersucht. Es wurden zwar keine extremen Ausreißer beobachtet, eine Normalverteilung war allerdings nicht gegeben. Aus diesem Grund wurde ein Wilcoxon-Vorzeichen-Rang-Test verwendet, um die

Gesamtunterschiede zwischen geöffneten und kollimierten Bleiblenden zu prüfen. Die Teststatistik ergab einen statistisch signifikanten Unterschied ($p < 0,001$) für die mittlere Strahlendosis abhängig von den Kollimatoren. Wie in Tabelle 1 dargestellt, waren die Dosiswerte bei offenen Kollimatoren mit 1260 µSv im Mittel signifikant höher als bei geschlossenen (950 µSv). Dieser Unterschied beträgt ca. 25%. Zur visuellen Veranschaulichung siehe Abbildung 3.

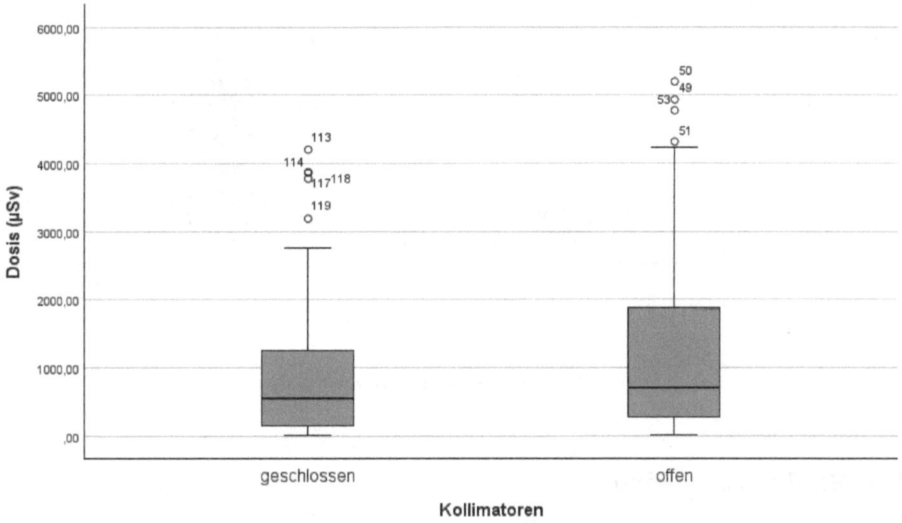

Abbildung 3: Boxplot der Kollimatoren

5.2 Einfluss des Strahlengangs

Analog zu den Kollimatoren wurde der Gesamtunterschied zwischen a/p und lateraler Projektion mittels Wilcoxon-Vorzeichen-Rang-Test geprüft, da auch hier keine Normalverteilung beobachtet wurde. Auch hier zeigte sich ein signifikanter Unterschied ($p < 0,001$) für die mittlere Strahlendosis abhängig von der Projektionsebene. Die laterale Projektion wies signifikant höhere Dosiswerte, von 1579 µSv im Mittel, auf als die a/p Projektion mit 631 µSv im Mittel (siehe Tabelle 1 und Abbildung 4). Der mittlere Dosiswert für den horizontalen Strahlengang ist über doppelt so hoch, wie der Mittelwert für den vertikalen Strahlengang, genauer beträgt der Unterschied rund 60%.

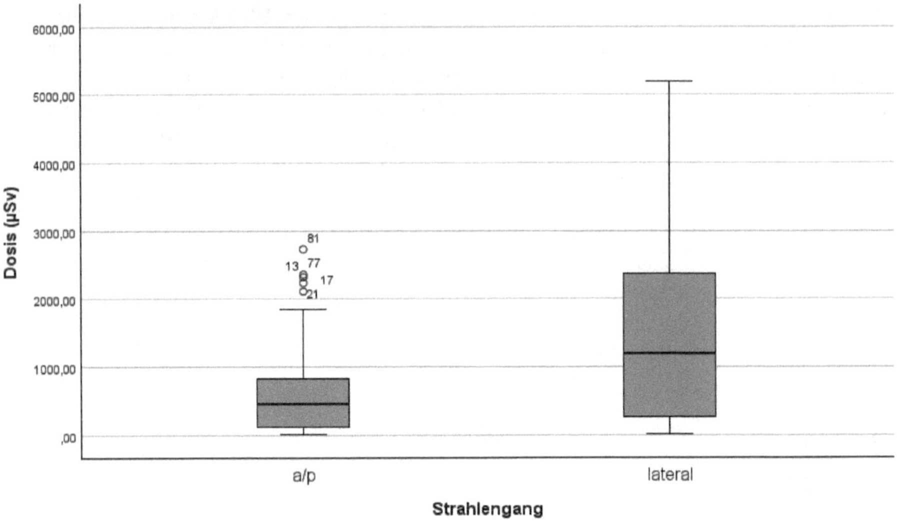

Abbildung 4: Boxplot des Strahlengangs

5.3 Einfluss der Höhe

Als nächstes wurde der Einfluss der vier Messhöhen (80 cm/Gonade, 130 cm/Mamma, 150 cm/SD, 170 cm/Auge) auf die mittlere Gesamtdosis untersucht. Hierfür wurden zunächst die Voraussetzungen für eine einfaktorielle ANOVA geprüft. Die Prüfung mittels Shapiro-Wilk-Test ergab, dass die Annahme der Normalverteilung verletzt war ($p > 0{,}05$), während der Levene-Test keine signifikante Verletzung der Varianzhomogenität anzeigte. Es wurden außerdem keine extremen Ausreißer beobachtet.

Da keine Normalverteilung gegeben war, wurde der nicht-parametrische Kruskal-Wallis-Test verwendet. Dieser Test zeigte keinen statistisch signifikanten Unterschied in der Verteilung der mittleren Gesamtdosis zwischen den vier Höhen ($p = 0{,}812$). Obwohl die deskriptive Statistik (Tabelle 1) einen Trend zu abnehmender Dosis mit zunehmender Höhe andeutet, konnte dieser Unterschied statistisch nicht abgesichert werden. Folglich wurden keine Post-hoc-Vergleiche durchgeführt.

Abbildung 5 zeigt die Verteilung der Dosis für die vier Höhenstufen mittels Boxplots. Obwohl der Kruskal-Wallis-Test keinen signifikanten Unterschied zeigte, deutet der Verlauf der Mediane (Linien in den Boxen) einen leichten Trend an. Er scheint mit zunehmender Höhe tendenziell abzunehmen von ca. 800 µSv bei 80 cm auf ca. 450 µSv bei 170 cm. Die Boxplots verdeutlichen jedoch auch die erhebliche Streuung der Werte innerhalb jeder Höhengruppe, ersichtlich an der Höhe der Boxen und der Länge der „Whiskers". Zudem überlappen sich die im Boxplot dargestellten Dosiswerte stark, was mit dem nicht-signifikante Ergebnis des durchgeführten Tests übereinstimmt.

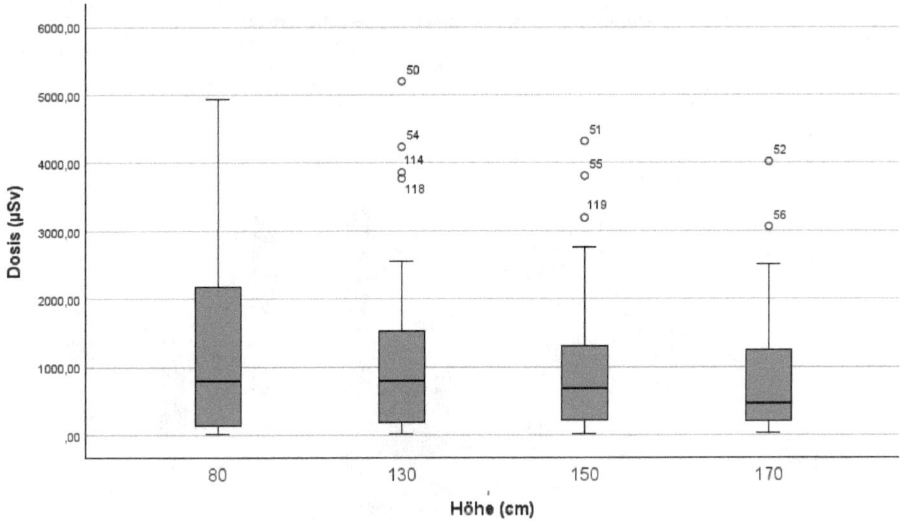

Abbildung 5: Boxplot der Höhen/Risikoorgane

5.4 Einfluss der Position

Als nächster Faktor wurde der Einfluss der acht Messpositionen auf die mittlere Dosis untersucht. Hier waren sowohl die Voraussetzung der Normalverteilung (Shapiro-Wilk-Test) als auch die der Varianzhomogenität (Levene Test) nicht erfüllt. Daher wurde der Kruskal-Wallis-Test verwendet.

Dieser ergab einen statistisch hochsignifikanten Unterschied in der Dosisverteilung zwischen den acht Messpunkten ($p < 0,001$). Da der Test signifikant war, wurden paarweise Vergleiche mittels Bonferroni-Tests durchgeführt, um festzustellen, welche spezifische Positionen sich signifikant voneinander unterscheiden (siehe Abbildung 6).

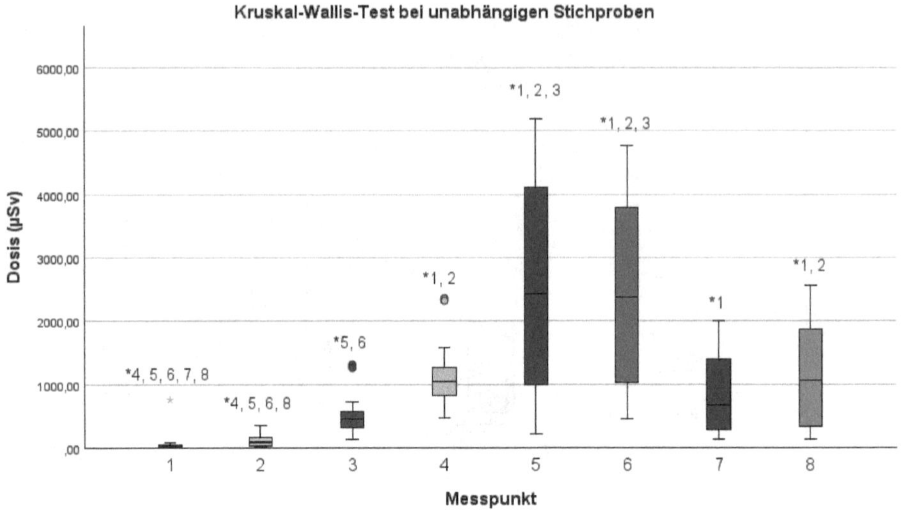

Abbildung 6: Boxplot der acht Positionen

Ziffern (1-8) Kennzeichnen signifikante Unterschiede ($p < 0{,}05$) gemäß paarweisen Vergleichen nach Bonferroni. 1=signifikanter Unterschied zu Position 1; 2= signifikanter Unterschied zu Position 2; usw.

Die Analyse der Teststatistik ergab im Wesentlichen drei Gruppen von Positionen:

- Niedrigdosisgruppe (a):
  Diese Gruppe umfasst die Positionen 1 und 2, welche die signifikant niedrigsten Median-Dosiswert aufwiesen und sich nicht signifikant voneinander unterschieden ($p = 1{,}000$). Sie unterschieden sich jedoch signifikant von fast jeder anderen Position (höchstes $p = 0{,}003$). Nur Position 3 unterschied sich nicht von Position 1 ($p = 0{,}057$) und Position 2 ($p = 0{,}576$). Position 7 unterschied sich zwar signifikant von Position 1 ($p = 0{,}003$) aber knapp nicht von 2 ($p = 0{,}053$).
- Hochdosisgruppe (c):
  Die Positionen 5 und 6 zeigten die mit Abstand höchsten Median-Dosiswerte. Sie unterschieden sich nicht signifikant voneinander ($p = 1{,}000$), lagen aber signifikant über den Positionen 1, 2 und 3 ($p < 0{,}001$ für 1 und 2; $p = 0{,}017$ für 3).
- Mitteldosisgruppe (b):
  Die Positionen 3, 4, 7 und 8 bildeten eine mittlere Dosisgruppe. Die Positionen 4 ($p = < 0{,}001$), 7 ($p = 0{,}003$) und 8 ($p < 0{,}001$) unterschieden sich signifikant von Position 1, und Position 4 ($p < 0{,}001$) und 8 ($p = 0{,}003$) unterscheiden sich zusätzlich signifikant von Position 2. Sonst konnten keine signifikanten Unterschiede festgestellt werden.

Diese signifikanten Unterschiede sind ebenfalls in Abbildung 6 durch unterschiedliche Zahlen über den Boxplots visualisiert. Zur weiteren Veranschaulichung der Mittelwertunterschiede zwischen den Positionen zeigt Abbildung 7 die Gesamtdosis als Balkendiagramm mit 95%-Konfidenzintervallen (KI). Das Zentrum der Balken entspricht den Mittelwerten aus Tabelle 1. Dieses Diagramm verdeutlicht ebenfalls die Niveau-Unterschiede zwischen den drei identifizierten Dosisgruppen (mit Buchstaben markiert) und es ist ersichtlich, welche KI sich überlappen.

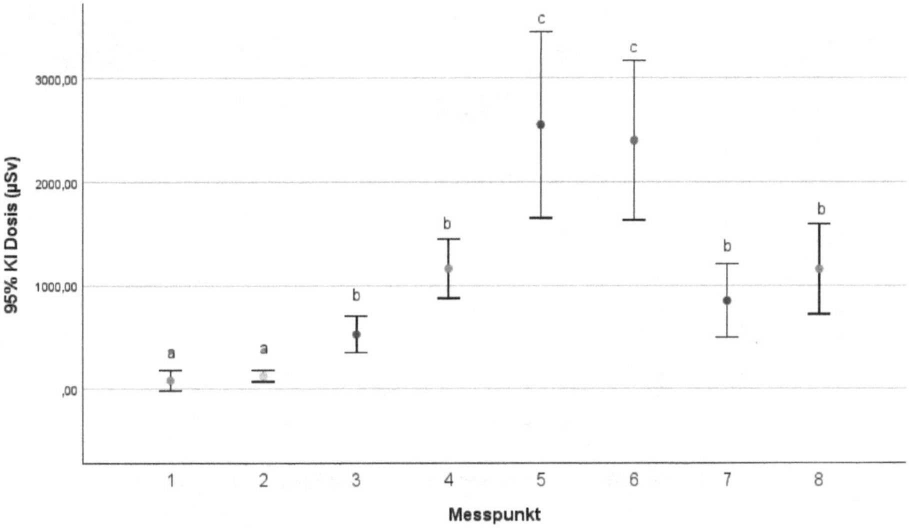

Abbildung 7: Fehlerbalkendiagramm der acht Positionen

Buchstaben (a-c) kennzeichnen Dosisgruppen. a= Niedrigdosisgruppe; b= Mitteldosisgruppe, c= Hochdosisgruppe

5.5 Mehrfaktorielle Varianzanalyse und Interaktionseffekte

Die bisherigen Betrachtungen haben sich nur auf einen speziellen Aspekt fokussiert, das Zusammenspiel aller Faktoren und potenzielle Interaktionen wurden jedoch nicht berücksichtigt. Aus diesem Grund wurde zusätzlich eine vierfaktorielle Varianzanalyse mit Messwiederholungen durchgeführt.

Dieses Modell bestätigte die signifikanten Haupteffekte für den Strahlengang ($p < 0.001$) und die Kollimatoren ($p < 0.001$), was mit den Ergebnissen der Wilkoxon-Tests in Abschnitt 5.2 und 5.3 übereinstimmt. Dieses Modell konnte allerdings keine Ergebnisse für die verschiedenen Höhen liefern. Im Gegensatz zu den Ergebnissen des Kruskal-Wallis-Tests in dem vorherigen Abschnitt (5.5) zeigte sich im Gesamtmodell außerdem keine signifikanten Haupteffekte für die Position. Dies deutet darauf hin, dass nach Berücksichtigung der Innersubjektfaktoren und Interaktionen kein signifikanter unabhängiger Effekt für diesen Faktor (Position) nachweisbar war.

Von allen möglichen Wechselwirkungen erreicht nur die Interaktion zwischen Strahlengang und Kollimatoren statistische Signifikanz ($p < 0.001$). Alle anderen Interaktionen waren nicht signifikant. Das bedeutet, dass der Effekt des Strahlengangs von der Einstellung der Kollimatoren abhing und umgekehrt (Abbildung 8).

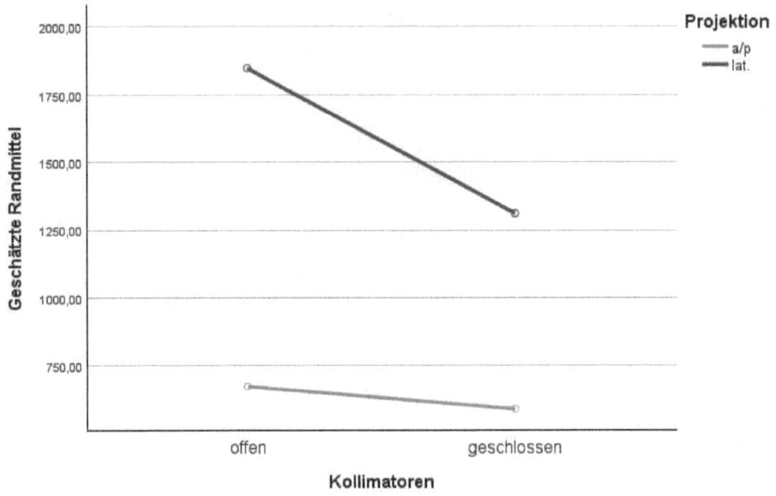

Abbildung 8: Interaktion zwischen Strahlengang und Kollimatoren-Einstellung

Die beiden Linien (a/p und lateral) verlaufen nicht parallel, was auf eine Interaktion hindeutet. Der Effekt des Schließens der Kollimatoren ist im lateralen Strahlengang deutlich stärker (Linie fällt stärker ab). Der dosisreduzierende Effekt durch die Bleiblenden war also im lateralen Strahlengang größer, und der Unterschied zwischen vertikalem und horizontalem Strahlengang ist bei offener Blende signifikant größer als bei geschlossener.

6. DISKUSSION

Die Ergebnisse der statistischen Prüfung unterstreichen, dass die untersuchten Hauptfaktoren die Dosisleistung entscheidend mitbestimmen. Die Ergebnisse des Wilcoxon-Tests und des ALM belegen gleichermaßen, dass sowohl der Strahlengang als auch die Kollimatoren einen stark signifikanten Einfluss haben. Weiterhin zeigen sich gemäß Kruskal-Wallis-Test signifikante Differenzen bei den Messpositionen, die die Formierung von drei verschiedenen Dosisgruppen nahelegen. Allerdings ist dieser spezifische Einfluss im Gesamtmodell des ALM statistisch nicht nachweisbar. Die Analysen zeigen jedoch mittels Kruskal-Wallis-Test, dass für die Messhöhe kein signifikanter Gesamteffekt feststellbar ist Das ALM konnte hier kein Ergebnis errechnen.

Als einzige signifikante Wechselwirkung identifizierte das ALM eine Interaktion zwischen Strahlengang und Kollimatoren. Somit lässt sich schlussfolgern, dass die Projektionsrichtung, die Blendennutzung und vermutlich auch die konkrete Position die Strahlenexposition maßgeblich bestimmen. Der Einfluss der Höhe war im Vergleich dazu geringer und Interaktionseffekte beschränkten sich auf Strahlengang und Kollimation. Eine detailliertere Interpretation dieser Ergebnisse folgt im nächsten Abschnitt, gefolgt von Limitationen dieser Arbeit und der Beantwortung der zweiten Forschungsfrage.

Hinweis zur Terminologie: Im Rahmen dieser Untersuchung wurde der horizontale Strahlengang als laterale Projektion definiert, da das Phantom in Bauchlage positioniert wurde. Damit verläuft der Strahl seitlich durch den Körperquerschnitt. Diese Gleichsetzung ist im gegebenen Setting valide, kann jedoch nicht pauschal auf andere Lagerungsformen übertragen werden. In Seitenlage würde etwa eine a/p-Projektion ebenfalls einem horizontalen Strahlengang entsprechen, jedoch mit deutlich geringerem durchstrahltem Volumen. Solche Konstellationen wurden in dieser Bachelorarbeit nicht untersucht, könnten aber andere Expositionsverteilungen zur Folge haben.

6.1 Interpretation der Ergebnisse im Kontext der Forschungsfragen und Literatur

In diesem Abschnitt werden die in Kapitel 5. zusammengefassten statistischen Hauptergebnisse detailliert interpretiert, in Bezug zur ersten Forschungsfrage gesetzt und mit der bestehenden Fachliteratur verglichen.

In bisherigen Studien wurden meist nur einige der oben beschriebenen Positionen untersucht (Cristante et al., 2019; Ivanova et al., 2021; Watanabe et al., 2024). Diese Tatsache erschwert eine vollständige Bewertung der Strahlenexposition im OP. Die in dieser Arbeit gewählte Untersuchung von acht definierten Messpositionen auf vier Höhen unter Variation des Strahlengangs und der Blendeneinstellung zielte deshalb darauf ab, eine umfassendere Datenlage zu schaffen. Die Verwendung eines Phantoms, wie auch bei Watanabe et al. (2024), Dorman et al. (2023), Pord'homme et al. (2023) und Lee et al. (2012), ermöglichte eine hohe Standardisierung und Reproduzierbarkeit der Messungen, im Gegensatz zu Messungen an Patienten*innen im Real-OP, welche eine höhere klinische Realitätsnahe aufweisen (z.B. Cristante et al. (2019), Mohapatra et al. (2023)). Die dreifache Messung pro Bedingung und die anschließende Mittelwertbildung diente außerdem der Erhöhung der Messgenauigkeit. Diese systematische Herangehensweise gewährleistet eine höhere Vergleichbarkeit mit anderen Studien und somit die Möglichkeit, die Frage wie die Position des OP-Personals, die Projektionsrichtung des C-Bogens und die Einstellung der Bleiblende die Strahlenexposition beeinflussen, bestmöglich zu beantworten bei (Cristante et al., 2019; Dorman et al., 2023; Lee et al., 2012; Mohapatra et al., 2013; Prod'homme et al., 2023; Watanabe et al., 2024).

6.1.1 Einfluss des Strahlengangs (a/p vs. lateral)

Ein wichtiges Ergebnis dieser Arbeit, ist der hochsignifikanten Einfluss des Strahlengangs, sowohl im Wilcoxon-Test als auch im Gesamt-ALM, wobei laterale Projektionen im Mittel zu einer mehr als doppelt so hohen Dosisbelastung führten (1579 µSv) wie a/p-Projektionen (631 µSv) (siehe Tabelle 1). Dieser Befund steht im Einklang mit zahlreichen Studien, die ebenfalls höhere Streustrahlendosen bei einer lateralen C-Bogen-Konfiguration berichten (Mohapatra et al., 2013; Watanabe et al., 2024). So fanden beispielsweise Mohapatra et al. (2013) heraus, dass die mittlere Dosisrate für Operateure bei lateralen Projektionen im Mittel 1,78-mal höher war als bei a/p-Projektionen (Mohapatra et al., 2013). Auch die aktuellere Studie von Watanabe et al. (2024) berichtete von einer signifikant höheren Strahlenbelastung für das Personal bei lateraler Durchleuchtung während posteriorer Wirbelsäulenfusionen (Watanabe et al., 2024). Lee et al. (2012) demonstrierten ebenfalls, dass Standard- und translateral-C-Bogen-Konfigurationen geringere Streudosen an sensiblen Organen verursachten als invertierte oder "tube translateral"-Konfigurationen, wobei die höchsten Dosen oft mit der Notwendigkeit verbunden sind, dichteres Gewebe oder größere Körperbereiche zu durchdringen, was bei lateralen Einstellungen der Wirbelsäule typisch ist (Lee et al., 2012).

Die physikalische Erklärung für diese erhöhte Dosis bei lateralen Aufnahmen liegt primär im größeren durchstrahlten Patientenvolumen und der damit verbundenen Zunahme der Compton-Streuung (Streustrahlung), welche die Hauptquelle der Exposition für das OP-Personal darstellt (vgl. Abschnitt 2.1) (Schröder, Schröder, et al., 2015). Zudem ist die Position der Röntgenröhre und des Bildverstärkers relativ zum Personal bei lateralen Einstellungen oft ungünstiger, was zu einer direkteren Exposition gegenüber der Streustrahlung führen kann (Krieger, 2023). In der Praxis müssen deshalb das Bewusstsein für diese erhöhte Belastung bei lateralen Durchleuchtungen geschärft und Strahlenschutzmaßnahmen hier besonders konsequent angewendet werden.

6.1.2 Einfluss der Kollimatoren (offen vs. geschlossen)

Die Analysen (Wilcoxon-Test und ALM) zeigen außerdem übereinstimmend, dass geschlossene Kollimatoren die Dosis signifikant um ca. 25% reduzieren (Mittelwert offen: 1260 µSv vs. geschlossen: 950 µSv) (siehe Tabelle 1). Dies unterstreicht die enorme Bedeutung einer sorgfältigen und möglichst engen Einblendung auf das relevante

Untersuchungsgebiet als effektive Strahlenschutzmaßnahme. Diese Erkenntnis deckt sich mit zahlreichen Literaturbefunden: Prod'homme et al. (2023) betonen, dass gezieltes Einblenden die Streustrahlung erheblich reduziert (Prod'homme et al., 2023). Böckler (2020) gibt an, dass durch Einblenden auf 43% des Bildausschnitts über 50% Strahlung eingespart werden können und bei einer Standard-EVAR (Endovaskuläre Aorten-Reparatur) Dosisflächenprodukt (DFP) von 30 Gy*cm² auf 18 Gy*cm² reduziert werden kann (Böckler, 2020). Auch Jenkins et al. (2021) und andere (z.B. Rowantree & Currie, 2024; Cheon et al., 2018) nennen die Kollimation als eine der fundamentalen Techniken zur Dosisreduktion gemäß dem ALARA-Prinzip (Cheon et al., 2018; Jenkins et al., 2021; Rowantree & Currie, 2024). Die in dieser Studie gefundene Reduktion von 25% ist somit klinisch relevant und bestärkt die Forderung nach konsequenter Nutzung eng kollimierter Strahlenfelder.

6.1.3 Interaktion zwischen Strahlengang und Kollimatoren

Ein zentrales Ergebnis der ALM-Analyse ist die zudem hochsignifikante Interaktion zwischen Strahlengang und Kollimatoren ($p < 0,001$). Die Interpretation der geschätzten Randmittel und des Interaktionsdiagramms (vgl. Abbildung 8) zeigt, dass der dosisreduzierende Effekt des Schließens der Kollimatoren bei lateraler Projektion deutlich stärker ausgeprägt ist als bei a/p Projektion. Dies ist eine wichtige Erkenntnis, da sie nahelegt, dass die Blendennutzung bei den ohnehin schon dosisintensiveren lateralen Aufnahmen einen noch größeren relativen Nutzen hat. Eine mögliche Erklärung könnte sein, dass das bei lateralen Projektionen größere Streustrahlenvolumen durch eine enge Kollimation prozentual stärker reduziert wird, als das bei a/p-Projektionen von vornherein kleinere Streustrahlenvolumen (Krieger, 2023). Dieser spezifische Interaktionseffekt wird in der allgemeinen Strahlenschutzliteratur oft nicht so detailliert quantifiziert, obwohl die generellen Vorteile der Kollimation breit diskutiert werden (Böckler, 2020). In der praktischen Umsetzung sollte das Personal insbesondere bei lateralen Durchleuchtungen auf eine maximale Kollimation achten, um einen möglichst großen Reduktionseffekt zu erzielen.

6.1.4 Einfluss der Position

Die Ergebnisse für die verschiedenen Positionen zeigen ein komplexeres Bild im Vergleich zu den zuvor diskutierten Faktoren Strahlengang und Kollimatoren. Der Kruskal-Wallis-Test identifizierte hochsignifikante Unterschiede in der Dosisleistung zwischen den acht Messpositionen ($p < 0.001$, siehe Abschnitt 5.5), die nach Betrachtung der paarweisen Vergleiche eine Einteilung in (a) Niedrigdosis- (P1, P2), (b) Mitteldosis- (P3, P4, P7, P8) und (c) Hochdosiszonen (P5, P6) nahelegen (siehe Abbildung 6 und Abbildung 7). Diese Ergebnisse betonen die praktische Relevanz der Standortwahl. Die Positionen des*der Chirurgen*innen erwiesen sich dabei im simulierten Spondylodesen-Setting als die strahlenexponiertesten Bereiche, während die Positionen des*der Anästhesistien*in und RT deutlich geringere Werte aufwiesen.

Die Literatur stützt die generelle Abhängigkeit der Dosis von der Position und der Nähe zur Strahlenquelle und zum*zur Patienten*in (Krieger, 2023; Schütz et al., 2016). So fanden Watanabe et al. (2024) in ihrer Phantomstudie die höchsten Dosen ebenfalls für den*die Hauptoperateur*in, gefolgt von der Instrumentierpflegekraft (Watanabe et al., 2024). Die in dieser Arbeit als Hochdosis-Zonen identifizierten Positionen 5 und 6 bilden wie bereits erwähnt ebenfalls die Position des*der Operateurs*in ab und stehen somit im Einklang mit diesen Ergebnissen. Auch Dorman et al. (2023) und Ivanova et al. (2021) quantifizierten höhere Dosen für den*die Chirurgen*in im Vergleich zum Assistenzpersonal und unterstreichen diese Ergebnisse(Dorman et al., 2023; Ivanova et al., 2021). Genauso, wie Mohapatra et al. (2013), die ebenfalls von höheren Dosen für Operateure*innen näher am C-Bogen berichteten (Mohapatra et al., 2013). Die kumulativen Jahresdosen, wie sie beispielsweise von Cristante et al. (2019) berichtet wurden, unterstreichen die Notwendigkeit, auch scheinbar niedrige Einzeldosen im Kontext der beruflichen Gesamtexposition zu sehen zusätzlich (Cristante et al., 2019).

Interessanterweise zeigt der Haupteffekt Position im Gesamt-ALM dieser Arbeit keine statistische Signifikanz ($p > 0,05$, siehe Abschnitt 5.6). Dieser Unterschied zum Ergebnis des Kruskal-Wallis-Tests bedarf einer genaueren Betrachtung. Ungeachtet des nicht signifikanten Ergebnisses des ALM für die Position, legen die deskriptiven Unterschiede (vgl. Tabelle 1 und Abbildung 6 und 7) und die signifikanten Ergebnisse des Kruskal-Wallis-Tests eine Abhängigkeit der Dosis von der Position nahe. Womöglich wird im komplexen ALM der eigenständige, mäßige Effekt der Position durch die starken Effekte und Varianzen des Strahlengangs und der Kollimatoren-Einstellung überlagert. Eine andere Erklärung wäre, dass die deutliche Verletzung der ANOVA-Voraussetzungen das Ergebnis des parametrischen ALM beeinflusst haben. Weitere Untersuchungen könnten analysieren, unter welchen spezifischen Bedingungen (z.B. Strahlengang) sich die Positionseffekte am deutlichsten manifestieren oder, ob der Einfluss der Position im Vergleich zum Strahlengang und der Blendeneinstellung zu vernachlässigen ist, so wie es die Ergebnisse des ALM nahelegen.

6.1.5 Einfluss der Höhe:

Für den Faktor Höhe konnte in dieser Untersuchung kein statistisch signifikanter Gesamteffekt nachgewiesen werden (Kruskal-Wallis $p = 0.812$, siehe Abschnitte 5.4). Deskriptiv zeigte sich zwar ein Trend zu niedrigeren Dosen in Richtung Augenhöhe (Tabelle 1, Abbildung 5), dieser war jedoch nicht statistisch belastbar. Die Literatur ist hier nicht gänzlich einheitlich. Lee et al. (2012) fanden unterschiedliche Dosen für spezifische Organe auf verschiedenen Höhen, wobei die von Ihnen zitierten Ergebnisse (Brust höher exponiert als Gonaden) im Kontrast zum deskriptiven Trend dieser Arbeit stehen. Da diese Studie weniger aktuell ist, sollten die Ergebnisse allerdings auch differenziert betrachtet werden (Lee et al., 2012). Watanabe et al. (2024) zeigten allerdings ebenfalls höhen- und positionsabhängige Dosisunterschiede. Das Fehlen eines signifikanten Gesamteffekts in der vorliegenden Studie könnte auf die starke Variabilität der Daten oder die Überlagerung durch stärkere Effekte der anderen Faktoren zurückzuführen sein.

6.1.6 Allgemeine Datenvariabilität

Auffällig in der deskriptiven Statistik (Tabelle 1) waren die durchweg hohen Standardabweichungen für die Dosiswerte in fast allen Bedingungen. Diese große Streuung deutet auf eine erhebliche Variabilität der Dosisleistung hin, selbst unter standardisierten Bedingungen. Mögliche Gründe hierfür könnten die komplexe Physik der Streustrahlenentstehung und -verteilung im Raum, kleinste Variationen im experimentellen Aufbau oder auch die Sensitivität der Messgeräte sein. Diese Variabilität unterstreicht die Herausforderung, präzise Dosisvorhersagen im OP-Alltag zu treffen und betont die Wichtigkeit der konsequenten Anwendung aller bekannten Strahlenschutzprinzipien.

Darüber hinaus wäre es denkbar gewesen, differenzierte Auswertungen getrennt nach Kollimatoreneinstellung und Strahlengang vorzunehmen, um die Variabilität innerhalb einzelner Konstellationen weiter zu reduzieren. Diese Analysen hätten jedoch den Rahmen dieser Bachelorarbeit gesprengt. Es ist naheliegend, dass sich offene Kollimatoren und der horizontale Strahlengang dosissteigernd auswirken, insofern erklärt sich ein Teil der beobachteten Streuung auch durch diese systematischen Haupteffekte. Im ALM-Modell wurden diese beiden Faktoren bereits berücksichtigt, da jeweils alle vier Konstellationen (a/p + offen, a/p + geschlossen, lateral + offen, lateral + geschlossen) für jede Position und Höhe analysiert wurden. Die starke Streuung der Dosiswerte über Positionen und Höhen hinweg könnte daher teilweise auf diese nicht weiter separierten Effekte zurückzuführen sein.

6.2 Limitationen

Bei der Interpretation der vorliegenden Ergebnisse und deren Übertragbarkeit müssen mehrere Limitationen berücksichtigt werden, die sowohl den experimentellen Aufbau als auch die gewählte Methodik betreffen.

Ein wesentlicher Punkt ist der Charakter dieser Untersuchung als Phantomstudie im Laborkontext des OPIC der FH Campus Wien. Obwohl ein anthropomorphes Phantom verwendet wurde, um eine möglichst realitätsnahe Simulation zu gewährleisten, können die Ergebnisse nicht ohne Weiteres auf die komplexe und dynamische Realität im klinischen Operationssaal übertragen werden. Im realen OP-Betrieb spielen Faktoren wie die individuelle Patienten*innenanatomie und -konstitution (z.B. Body-Mass-Index), die zu Abweichungen in der Streustrahlencharakteristik führen können, sowie unvorhergesehene Bewegungen des*der Patienten*in oder des Personals eine Rolle, die in dieser standardisierten Messreihe nicht abgebildet wurden. Die hier durchgeführten Messungen an statischen Messpunkten können die dynamische Natur der Personalbewegung während einer realen Operation ebenfalls nur annähernd simulieren.

Die Simulation beschränkte sich zudem auf einen spezifischen Eingriffstyp, die Spondylodese. Obwohl dieser aufgrund potenziell hoher Durchleuchtungszeiten als relevant ausgewählt wurde, können die Dosisverteilungen und -höhen bei anderen Arten von Wirbelsäulenoperationen oder Eingriffen in anderen Körperregionen variieren.

Zudem wurde nur ein Phantom verwendet, um den*die Patienten*in abzubilden. Verlässlichere Messungen könnten erzielt werden, wenn auch das OP-Personal mit Hilfe von Phantomen simuliert wird und mehrere Dosismessgeräte simultan zum Einsatz kommen, um die Dosis zu bestimmen.

Hinsichtlich der Messmethodik ist anzumerken, dass das verwendete Dosisleistungsmessgerät die Dosisleistung in µSv/h erfasste. Diese Werte mussten anschließend, wie in Abschnitt 4.3 beschrieben, auf eine standardisierte Durchleuchtungsdauer von fünf Sekunden in die Einheit Mikrosievert umgerechnet werden. Diese Umrechnung stellt eine Normierung dar, um Vergleichbarkeit zu schaffen, während reale Durchleuchtungsereignisse in ihrer Dauer stark variieren können. Die absolute Genauigkeit und die Kalibrierung des Messgeräts, insbesondere im niedrigen Dosisbereich der Streustrahlung und dessen Energieabhängigkeit, könnten die Messergebnisse zusätzlich beeinflussen, auch wenn durch dreifache Messung pro Bedingung und Mittelwertbildung versucht wurde, Messunsicherheiten zu reduzieren. Hinzu kommt, dass ungewiss ist, wann das Dosisleistungsmessgerät zuletzt einer Kalibrierung unterzogen wurde. Bezüglich der statistischen Analysemethode wurde für die Haupteffekte der Faktoren Höhe und Position aufgrund von Annahmenverletzungen auf nicht-parametrische Tests (Kruskal-Wallis) zurückgegriffen. Dies ist ein robustes Vorgehen, schränkt jedoch die Möglichkeit ein, Interaktionseffekte dieser Faktoren im gleichen nicht-parametrischen Modell zu untersuchen. Die zusätzlich durchgeführte vierfaktorielle Varianzanalyse mit Messwiederholung (ALM) konnte zwar die wichtige Interaktion zwischen Strahlengang und Kollimatoren aufzeigen, lieferte jedoch für die Position keine signifikanten Ergebnisse im Gesamtmodell und für vier Höhen keine statistische Aussage zu den Signifikanzen. Dies limitiert die vollständige Aufklärung des komplexen Zusammenspiels aller vier Faktoren.

Schließlich muss bedacht werden, dass im realen OP-Alltag der Faktor Mensch, z.B. die Erfahrung des*der Operateurs*in und des radiologischen Personals im Umgang mit dem C-Bogen und Strahlenschutzmaßnahmen, sowie die konsequente Nutzung persönlicher Schutzausrüstung, die tatsächliche Strahlenexposition maßgeblich beeinflussen kann. Rowantree & Currie (2024) weisen beispielsweise auf Wissenslücken und unterschiedliche Compliance bei der Anwendung von Strahlenschutzmaßnahmen hin. Diese Aspekte konnten im standardisierten Setting dieser experimentellen Studie nicht abgebildet werden(Rowantree & Currie, 2024). Weitere Untersuchungen in diesem Kontext wären also wünschenswert, besonders, um die hier inkonsistenten Ergebnisse in Bezug auf die Position und eventuelle Interaktionen zu analysieren.

6.3 Implikationen für den Strahlenschutz und Beantwortung von Forschungsfrage 2

Die konsequente und möglichst enge Kollimation des Strahlenfeldes auf das relevante Untersuchungsgebiet ist eine der effektivsten und einfachsten Maßnahmen zur Dosisreduktion. Die vorliegende Arbeit zeigte eine signifikante Dosisreduktion von durchschnittlich 25 % durch geschlossene Blenden (Abschnitt 5.2). Besonders hervorzuheben ist die signifikante Interaktion zwischen Strahlengang und Kollimation

(Abschnitt 5.6, Abbildung 8). Der dosisreduzierende Effekt der Blenden war in der lateralen Projektion, die per se mit höheren Dosen einhergeht, noch ausgeprägter. Dies führt zu einem dringenden Plädoyer für eine stets optimierte und bewusste Blendennutzung, insbesondere bei lateralen Durchleuchtungen in Bauch- und Rückenlage, um das Streustrahlenvolumen und somit die Exposition des Personals maximal zu reduzieren (Böckler, 2020; Prod'homme et al., 2023).

Die Ergebnisse bestätigten außerdem deutlich, dass laterale Projektionen in Bauch- und Rückenlage zu einer signifikant höheren Strahlenexposition führen als a/p-Projektionen (Abschnitt 5.3). Obwohl laterale Aufnahmen für viele Wirbelsäuleneingriffe unerlässlich sind, sollte das Bewusstsein für die damit verbundene höhere Dosisbelastung im gesamten OP-Team geschärft werden. Dies impliziert, dass bei lateralen Einstellungen alle anderen Strahlenschutzmaßnahmen (Abstand, Abschirmung, enge Kollimation, Minimierung der Durchleuchtungszeit) besonders konsequent umgesetzt werden müssen.

Für die untersuchten Höhen konnte in dieser Bachelorarbeit kein statistisch signifikanter Gesamteffekt auf die Dosisleistung nachgewiesen werden (Abschnitt 5.4). Obwohl deskriptiv ein leichter Trend zu geringeren Dosen in Augenhöhe bestand, legen die Ergebnisse nahe, dass die horizontale Ausrichtung und die primären Strahlenschutzmaßnahmen wie die Blendennutzung einen dominanteren Einfluss haben. Für die Praxis bedeutet dies jedoch nicht, dass der Schutz in bestimmten Höhen vernachlässigt werden kann. Vielmehr sollten alle Körperregionen und strahlensensiblen Organe (Gonaden, Mamma, SD, Augenlinse) auf allen relevanten Höhen durch entsprechende persönliche Schutzausrüstung (Bleischürze, Schilddrüsenschutz, Bleiglasbrille) konsequent geschützt werden, da lokal relevante Dosen auftreten können, auch wenn sich die Gesamtverteilung über die Höhen nicht signifikant unterscheidet.

Die effektivste Reduktion der Strahlenbelastung wird durch die bewusste und kombinierte Anwendung der genannten Prinzipien erreicht. Die Wahl einer optimalen Position mit größtmöglichem Abstand, die konsequente Nutzung enger Bleiblenden – insbesondere bei lateralen Aufnahmen – und die Minimierung der Durchleuchtungszeit bilden zusammen die Schlüsselstrategien

Diese aus den Ergebnissen dieser Arbeit abgeleiteten Maßnahmen können als Grundlage für praxisnahe Checklisten dienen, um den Strahlenschutz bei C-Bogen-gestützten Spondylodesen zu verbessern. Die hohe Variabilität der Dosiswerte, die auch in dieser Bachelorarbeit beobachtet wurde, unterstreicht zudem die Notwendigkeit einer kontinuierlichen Sensibilisierung und Schulung des Personals für Strahlenschutzmaßnahmen.

7. AUSBLICK

Diese Arbeit hat die Strahlenexposition des OP-Personals bei C-Bogen-gestützten Spondylodesen untersucht und gezeigt, dass Faktoren wie die Positionierung des Personals, die Wahl des Strahlengangs (a/p vs. lateral) und insbesondere die konsequente Nutzung der Kollimatoren einen signifikanten Einfluss auf die Dosisbelastung haben. Die Ergebnisse bestätigen etablierte Strahlenschutzprinzipien und liefern quantitative Daten, die zur Optimierung von Schutzmaßnahmen im klinischen Alltag beitragen können. Dennoch ergeben sich aus den Limitationen dieser Bachelorarbeit und dem aktuellen Forschungsstand weitere Forschungsfragen und Perspektiven für die Zukunft.

Während die durchgeführten Phantomstudien eine hohe Standardisierung ermöglichten, wäre der nächste logische Schritt die Validierung der Ergebnisse unter realen klinischen Bedingungen. Studien mit Echtzeitdosimetrie am OP-Personal während tatsächlicher Spondylodesen könnten die hier gewonnenen Erkenntnisse bestätigen oder modifizieren und die hohe Variabilität der Dosiswerte im klinischen Alltag weiter untersuchen. Dabei sollten auch individuelle Faktoren wie Patienten-BMI und anatomische Besonderheiten berücksichtigt werden, die in Phantomstudien nicht abgebildet werden können.

Diese Arbeit fokussierte auf Spondylodesen (PLIF/TLIF). Zukünftige Untersuchungen könnten die Dosisverteilung und Optimierungsstrategien für andere C-Bogen-gestützte Wirbelsäuleneingriffe oder orthopädische Prozeduren analysieren, um ein breiteres Bild der Strahlenexposition im OP zu erhalten.

Außerdem ist die kumulative Langzeitexposition des Personals, insbesondere bei wiederholter Tätigkeit im strahlenexponierten Bereich, weiterhin ein wichtiges Forschungsfeld. Prospektive Langzeitstudien könnten genauere Daten zu den tatsächlichen Jahresdosen und potenziellen gesundheitlichen Langzeitrisiken liefern.

Vergleichende Studien zwischen verschiedenen intraoperativen Bildgebungssystemen wie dem C-Bogen und dem O-Arm hinsichtlich der Strahlenbelastung und Genauigkeit können zudem relevant sein. Zukünftige Forschung könnte untersuchen, wie Low-Dose-Protokolle und spezifische Geräteeinstellungen (z.B. beim O-Arm) die Dosis für spezifische Prozeduren weiter reduzieren können, ohne die diagnostische oder navigatorische Genauigkeit zu beeinträchtigen. Die Integration von Künstlicher Intelligenz zur Optimierung der Bildqualität bei minimaler Dosis wäre hier ein vielversprechender Ansatz (Kausch et al., 2022).

Fortschritte in der 3D-Navigation und computer-assistierten Chirurgie (CAS) können potenziell die Genauigkeit der Implantatplatzierung erhöhen und gleichzeitig die Notwendigkeit für wiederholte Durchleuchtungen reduzieren. Studien, die den Einfluss moderner Navigationssysteme (inkl. CT-basierter Navigation und robotischer Assistenz) auf die Strahlenexposition bei Spondylodesen quantifizieren, sind von großer Bedeutung. Insbesondere die Entwicklung von C-Bogen-freien Techniken, wie sie teils bereits erprobt werden, könnte die Strahlenbelastung revolutionieren (Heydar et al., 2024).

Zukünftige Entwicklungen könnten zudem AR-Systeme zur Überlagerung von Planungsdaten auf das Sichtfeld des Chirurgen oder VR-Systeme für das Training von Strahlenschutzverhalten nutzen. VR-basierte Trainingssysteme, z.B. Meditrain VR, könnten das Bewusstsein für Strahlenfelder schärfen und helfen, sicherere Verhaltensweisen zu erlernen (Cheon et al., 2018; Elsakka et al., 2023; Rowantree & Currie, 2024; Süncksen et al., 2020).

Die Entwicklung leichterer und ergonomischerer Schutzmaterialien (z.B. bleifreie Verbundstoffe) sowie innovativer Schutzdesigns (z.B. spezielle Schilde für Brust und Axilla oder frei hängende Systeme) könnte außerdem die Akzeptanz und

Tragekonsequenz verbessern. Studien zur Effektivität und Ergonomie neuer Schutzausrüstung wären dafür notwendig (Cheon et al., 2018).

Der Einsatz von Echtzeit-Dosimetern, die dem Personal eine unmittelbare Rückmeldung über die aktuelle Dosisleistung geben, hat das Potenzial, das Bewusstsein zu schärfen und zu einer aktiven Dosisreduktion beizutragen. Die Integration solcher Systeme in den klinischen Alltag sollte weiter untersucht werden (Böckler, 2020).

Trotz vorhandener Richtlinien zeigen Studien Wissenslücken und unterschiedliche Compliance bei Strahlenschutzmaßnahmen auf (Schröder, Schröder, et al., 2015). Die Entwicklung und Evaluation effektiver, kontinuierlicher Schulungsprogramme, die auf die spezifischen Bedürfnisse des OP-Personals zugeschnitten sind und idealerweise praktische Simulationen (ggf. VR-basiert) beinhalten, bleiben essenziell, um eine nachhaltige Verankerung der Strahlenschutzprinzipien im klinischen Alltag zu erreichen (Elsakka et al., 2023; Süncksen et al., 2020).

Zusammenfassend lässt sich sagen, dass die Reduktion der Strahlenexposition im OP ein kontinuierlicher Prozess ist, der sowohl technologische Innovationen als auch ein hohes Bewusstsein und konsequentes Handeln aller Beteiligten erfordert. Die in dieser Arbeit gewonnenen Daten und die hier aufgezeigten Forschungsrichtungen können dazu beitragen, die Sicherheit für Patienten und Personal bei C-Bogen-gestützten Eingriffen weiter zu erhöhen und das ALARA-Prinzip bestmöglich umzusetzen.

Literaturverzeichnis

2013/59/Euratom. (2013).

Allgemeine Strahlenschutzverordnung (2020). https://www.ris.bka.gv.at/GeltendeFassung.wxe?Abfrage=Bundesnormen&Gesetzesnummer=20011249

Böckler, D. (2020). Praktische Tipps für den persönlichen Strahlenschutz bei endovaskulären Eingriffen im Hybrid-Operationssaal. *Gefässchirurgie*, *25*(1), 19–30. https://doi.org/10.1007/s00772-020-00620-9

Cheon, B. K., Kim, C. L., Kim, K. R., Kang, M. H., Lim, J. A., Woo, N. S., Rhee, K. Y., Kim, H. K., & Kim, J. H. (2018). Radiation safety: a focus on lead aprons and thyroid shields in interventional pain management. *The Korean Journal of Pain*, *31*(4), 244–252. https://doi.org/10.3344/kjp.2018.31.4.244

Cristante, A. F., Barbieri, F., da Silva, A. A. R., & Dellamano, J. C. (2019). Radiation exposure during spine surgery using C-arm fluoroscopy. *Acta Ortopedica Brasileira*, *27*(1), 46–49. https://doi.org/10.1590/1413-785220192701172722

Dessai, A. G., Shetty, S. K., Dabholkar, A. D., Gaonkar, O., & Jijo, D. (2024). Comparison between the intraoperative CT O-arm and C-arm related to radiation dose and accuracy in scoliosis surgery: A review study. *Multidisciplinary Reviews*, *8*(2), 2025036. https://doi.org/10.31893/multirev.2025036

Dorman, T., Drever, B., Plumridge, S., Gregory, K., Cooper, M., Roderick, A., & Arruzza, E. (2023). Radiation dose to staff from medical X-ray scatter in the orthopaedic theatre. *European Journal of Orthopaedic Surgery and Traumatology*, *33*(7), 3059–3065. https://doi.org/10.1007/s00590-023-03538-6

Elsakka, A., Park, B. J., Marinelli, B., Swinburne, N. C., & Schefflein, J. (2023). Virtual and Augmented Reality in Interventional Radiology: Current Applications, Challenges, and Future Directions. *Techniques in Vascular and Interventional Radiology*, *26*(3), 100919. https://doi.org/10.1016/j.tvir.2023.100919

Heydar, A. M., Tanaka, M., Prabhu, S. P., Komatsubara, T., Arataki, S., Yashiro, S., Kanamaru, A., Nanba, K., Xiang, H., & Hieu, H. K. (2024). The Impact of Navigation in Lumbar Spine Surgery: A Study of Historical Aspects, Current Techniques and Future Directions. *Journal of Clinical Medicine 2024, Vol. 13, Page 4663*, *13*(16), 4663. https://doi.org/10.3390/JCM13164663

Ivanova, N., Ivanov, J., Marinov, M., & Petrov, M. (2021). Dose Load during Orthopedic Procedures. *OALib*, *08*(02), 1–14. https://doi.org/10.4236/oalib.1107107

Jenkins, N. W., Parrish, J. M., Sheha, E. D., & Singh, K. (2021). Intraoperative risks of radiation exposure for the surgeon and patient. *Annals of Translational Medicine*, *9*(1). https://doi.org/10.21037/atm-20-1052

Jerosch. (2019). *Minimalinvasive Wirbelsäulenintervention*. Springer Berlin Heidelberg. http://www.worldcat.org/oclc/1105098295

Kausch, L., Thomas, S., Kunze, H., Norajitra, T., Klein, A., Ayala, L., El Barbari, J., Mandelka, E., Privalov, M., Vetter, S., Mahnken, A., Maier-Hein, L., & Maier-Hein, K. (2022). C-arm positioning for standard projections during spinal implant placement. *Medical Image Analysis*, *81*. https://doi.org/10.1016/j.media.2022.102557

Krieger, H. (2023). Grundlagen der Strahlungsphysik und des Strahlenschutzes. *Grundlagen Der Strahlungsphysik Und Des Strahlenschutzes*. https://doi.org/10.1007/978-3-662-67610-3

Lee, K., Lee, K. M., Park, M. S., Lee, B., Kwon, D. G., & Chung, C. Y. (2012). Measurements of surgeons' exposure to ionizing radiation dose during intraoperative use of C-arm fluoroscopy. *Spine*, *37*(14), 1240–1244. https://doi.org/10.1097/BRS.0b013e31824589d5

Mohapatra, A., Greenberg, R. K., Mastracci, T. M., Eagleton, M. J., & Thornsberry, B. (2013). Radiation exposure to operating room personnel and patients during endovascular procedures. *Journal of Vascular Surgery*, *58*(3), 702–709. https://doi.org/10.1016/j.jvs.2013.02.032

Prod'homme, M., Grasset, D., Akiki, A., Helfer, L., Dietrich, G., Müller, J. P., Tomasoni, M., Sellami, M., & Boscherini, D. (2023). Significant Reduction of Radiation Exposure Using Specific Settings of the O-Arm for Percutaneous Cementoplasty in Accordance With the ALARA Principle. *International Journal of Spine Surgery*, *17*(4), 534–541. https://doi.org/10.14444/8477

Robatjazi, M., Dareyni, A., Baghani, H. R., Hosseinzade, M., Akbarzadeh, R., & Mehrpoyan, M. (2022). Investigation of radiation dose around C-arm fluoroscopy and relevant cancer risk to operating room staff. *Radiation and Environmental Biophysics*, *61*(2), 301–307. https://doi.org/10.1007/s00411-022-00965-7

Rowantree, S. A., & Currie, C. (2024). Orthopaedic surgeons' knowledge and practice of radiation safety when using fluoroscopy during procedures: A narrative review. *Radiography (London, England : 1995)*, *30*(1), 274–281. https://doi.org/10.1016/j.radi.2023.11.017

Schlegel, W., Karger, C. P., & Jäkel, O. (2018). *Medizinische Physik* (W. Schlegel, C. P. Karger, & O. Jäkel, Eds.). Springer Berlin Heidelberg. https://doi.org/10.1007/978-3-662-54801-1

Schröder, U. G., Schröder, B. S., & Rödel, R. (2015). Strahlenschutzkurs für Mediziner. *Strahlenschutzkurs für Mediziner*. https://doi.org/10.1055/B-004-134443

Schütz, U., Beer, M., Wild, A., Oehler, S., & Kraus, M. (2016). Strahlenschutz bei C-Bogen-gestützten Wirbelsäulenprozeduren in Orthopädie und Unfallchirurgie. *Deutscher Ärzteverlag | OUP, 5 (4)*, 224–237. https://doi.org/10.3238/oup.2016.0224-237

Süncksen, M., Bott, O. J., Dresing, K., & Teistler, M. (2020). Simulation of scattered radiation during intraoperative imaging in a virtual reality learning environment. *International Journal of Computer Assisted Radiology and Surgery*, *15*(4), 691–702. https://doi.org/10.1007/s11548-020-02126-x

Watanabe, S., Nakanishi, K., Mura, M., Yutori, A., Hitomi, G., Uchino, K., Iba, H., Sugimoto, Y., & Mitani, S. (2024). Investigation of Radiation Exposure of Medical Staff During Lateral Fluoroscopy for Posterior Spinal Fusion Surgery. *Journal of Clinical Medicine*, *13*(21). https://doi.org/10.3390/jcm13216442

Abbildungsverzeichnis

Tabellenverzeichnis

Kolibri 360 GmbH
Ferdinand-Jühlke-Straße 7
99095 Erfurt, Deutschland
produktsicherheit@kolibri360.de

Druck:
CPI Druckdienstleistungen GmbH
im Auftrag der
Kolibri 360 GmbH
Ferdinand-Jühlke-Str. 7
99095 Erfurt